Dr. med. Erich Freisleben

Ansichten
eines Hausarztes

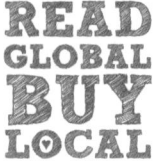

ISBN 978-3-99025-510-0

Satz/Cover: freya_art,
Lektorat: Mag. Dorothea Forster
Fotos: Hannelore Schild-Vogel, Adobe Stock: Vector Tradition

printed by GPS-Group

Dr. med. Erich Freisleben

Ansichten eines Hausarztes

Wege aus dem Corona-Dilemma

freya

INHALTSVERZEICHNIS

Vorwort

Hausärzte müssen sich täglich immer wieder aufs Neue fragen, ob sich ihre Entscheidungen, Verordnungen und Ratschläge für die Patienten wirklich zum Besten auswirken. Wir sind aber nicht allein Spezialisten für Organprobleme, sondern müssen Krankheit auch immer im Kontext ihrer Zusammenhänge betrachten. Dazu sind wir Teil des Gesundheitssystems und der allgemeinen gesellschaftlichen Umstände. In dieser Gemengelage fallen die Antworten von Ärzten auf gesundheitliche Probleme nicht immer gleich aus. Weil ich mich nach vierzig Jahren ärztlicher Tätigkeit allmählich aus dem Berufsleben verabschiede, hatte ich das Bedürfnis, zuvor noch von meinen Erfahrungen aus mehreren zehntausend Patientenbegegnungen und von der Entwicklung unseres Medizinsystems Zeugnis abzulegen. Deshalb veröffentlichte ich im Sommer 2020 ein Buch mit dem Titel *Medizin ohne Moral*.

Mit dem doch sehr kritischen Titel hatte ich lange gerungen und wollte ihn zunächst mit einem Fragezeichen abschwächen. Denn es ging mir nicht um Anklage, sondern vielmehr um ein Aufrütteln angesichts der Ökonomisierung des so wichtigen Sektors Gesundheit. Das Buch, das Sie nun in den Händen halten, schrieb ich zwischen Januar und August 2021. Beurteilen Sie nach dessen Lektüre selbst, ob bei seinem Vorgänger besser ein Fragezeichen angebracht gewesen wäre.

In meiner Praxis bin ich täglich mit allen Fragen rund um Corona beschäftigt. Grundsätzlich halte ich politische Einschätzungen aus meiner hausärztlichen Arbeit heraus. In diesem Buch beschäftige ich mich jedoch ganz bewusst auch damit, denn es geht mit Corona um ein Virus, das in seiner pandemisch auftretenden Variante eine eminent politische Bedeutung erlangt hat.

Ich habe das letzte Jahr Revue passieren lassen und bin den Ereignissen mit Reflexionen, Informationen und Fragen auf den Grund gegangen. Denn eines ist ganz klar: *Diese Pandemie und ihr Management werden für unsere Zukunft eine kaum zu überschätzende Bedeutung haben.*

Corona betrifft mich nicht nur in meiner ärztlichen Tätigkeit und Haltung, sondern, wie jeden anderen Mitmenschen, ebenfalls persönlich. Wer wie ich Kinder und Enkelkinder hat, dem mag es besonders auch darum gehen, unseren Nachkommen eine lebenswerte Welt zu hinterlassen. In diesem Sinne ist es besonders wichtig, genau hinzuschauen.

Ein Stimmungsbild aus der Hausarztsprechstunde zur Corona-Zeit

Lauter echte Sorgen

Morgens um acht. Die gefaxten Laborbefunde sind schnell überblickt, die E-Mails gelesen. Aus dem Stapel der Post sortiere ich eilig die Werbung aus. Die Überschriften der Studien in den neuesten medizinischen Fachzeitschriften kann ich nur überfliegen. Die Hälfte des Kaffees in der Tasse neben der Tastatur bleibt unberührt.

Meine erste Patientin Frau Schmidt möchte ihre Befunde erläutert haben. Schnell kommen wir darüber auf das Thema Ernährung. Sie klagt, alles sei ihr über den Kopf gewachsen. Mit ihren Mitarbeitern einer Werbeagentur tauscht sie sich online aus. Ihre beiden Kinder, wegen Corona zu Hause beschult, sind ständig um sie herum. Um selbst arbeiten zu können, stellt sie den Nachwuchs mit Videos und Hörbüchern ruhig. Sie macht sich Vorwürfe deswegen, denn bisher hatte sie den Medienkonsum immer altersverträglich gehalten. Frau Schmidt weint. Sie schaffe es nicht mehr: Home-Work, Home-Schooling, Haushalt und keinen persönlichen Ort zum Entspannen. Mein Mitgefühl und Verständnis können sie für einen Moment trösten. Mehr kann ich nicht für sie tun.

Das Gesicht meiner nächsten Patientin ist arg zerkratzt, an der Stirn prangt ein taubeneigroßer Bluterguss. Sie versorgt ihre kranke Mutter in der Nachbarwohnung, ihr letztes noch lebendes Familienmitglied. Sie fürchtet, sie könnte ihrer Mutter eine Infektion einschleppen und kann nicht verstehen, dass Menschen keinen Mund- und Nasenschutz tragen. In der U-Bahn geriet sie deshalb in Streit mit einer jungen Frau, die ohne Maske telefonierte. Im Laufe des Wortgefechts rastete die Frau aus, schlug meine Patientin und zerkratzte ihr das Gesicht. Im Gespräch bemühe ich mich, ihr zu helfen, den Schock zu verarbeiten. Dokumentation und Versorgung der Verletzungen, Kontrolle des Tetanus-Impfschutzes und Monitoring von eventueller HIV- und Hepatitis-Übertragung runden die Behandlung ab.

Herrn Bäumer habe ich eine traurige Mitteilung zu machen. Seit Wochen litt er unter einem trockenen Husten und war aus Angst vor einer Ansteckung mit dem Corona-Virus erst spät zur Untersuchung gekommen. Das Röntgenbild seiner Lunge zeigt einen deutlichen Hinweis auf Krebs. Nach unserem ausführlichen Gespräch bemühe ich mich, ihm dennoch ein Stück Zuversicht zu geben. Ich telefoniere in seinem Beisein mit einem Krankenhauskollegen, um ihn schnellstmöglich in kompetente Behandlung zu vermitteln. Beim Abschied bekommt der bisher gefasst Wirkende doch noch feuchte Augen: „Wie soll ich das bloß meiner Frau sagen?"

Ein Anruf wird durchgestellt. Frau Sommer, 88 Jahre, eine Stammpatientin. Ihr 94-jähriger Ehemann hat einen Impftermin erhalten. Sie sorgt sich, ob er wegen seiner Gebrechlichkeit die Impfung verträgt. Ich wäge mit ihr alle Bedenken und Eventualitäten ab, kann ihr aber eine letzte Ungewissheit nicht nehmen. Nachdem wir zu dem Schluss kommen, dass er sich impfen lassen solle, tönt aus dem Hintergrund seine Bassstimme: „Frag den Doktor, ob man sich impfen lassen muss!"

Bei einem kurzen Abstecher in unseren Sozialraum begegnet mir mein Kollege in gedrückter Stimmung. „Herr Besten ist gestorben", teilt er mir lapidar mit. Er hatte den bettlägerigen alten Herrn nach der Sprechstunde häufig zu Hause besucht, um seine ausgedehnten Beingeschwüre chirurgisch zu reinigen. Eine Puzzlearbeit, die er aus Gutwilligkeit auf sich nahm. Als ihn der Aufwand überforderte, wies er den Mann ins Krankenhaus ein. Kurz vor seiner Entlassung erkrankte Herr Besten an einer Corona-Infektion und verstarb daran.

Auf dem Rückweg ins Sprechzimmer, den neuen Versuch eines Kaffeegenusses in der Hand, treffe ich auf meine leitende medizinische Fachangestellte. Entnervt lässt sie Dampf ab: „Corona, Corona, Corona, das hält doch kein Mensch aus! Ich sitze nur noch am Telefon und beantworte Fragen. Wenn ich die alle zu Ihnen durchstellen würde, könnten Sie überhaupt nicht mehr arbeiten."

Bei der nächsten Patientin dreht es sich um ein Attest zur Befreiung von der Tragepflicht einer Schutzmaske. Frau Heim war als junges Mädchen vergewaltigt worden. Immer, wenn sie die Maske aufsetze, kämen Bilder in ihr hoch, wie ihr bei dem Vorfall der Mund zugehalten worden war. Sie werde dann panisch. Seit diesem Vorfall könne sie auch keine Schals mehr tragen. Eine schwierige Abwägungsfrage!

In der Kabine für kurze Konsultationen schaue ich mir die Wunde am Oberarm von Herrn Senftleben an. Während der Wundversorgung erzählt mir der selbstständige Kameramann, seine Auftragslage sei wegen der Pandemie eingebrochen. Lange könne er die finanziellen Einbußen nicht durchhalten. Anspruch auf Hartz IV habe er allerdings erst, wenn er seine Rücklagen fürs Alter aufgezehrt habe.

Die nächste Patientin dränge ich geradezu zur Krankschreibung. Die Krankenschwester arbeitet auf einer geschlossenen psychiatrischen Station im Schichtdienst und hat schwere Schlafstörungen. Wegen Personalmangels hatte sie kaum freie Tage. Die AHA-Regeln seien bei etlichen Patienten gar nicht durchsetzbar. Ein Kollege ist wieder einmal von einem psychotischen Menschen angegriffen worden. „Ich kann einfach nicht mehr! Aber wenn ich ausfalle, habe ich ein schlechtes Gewissen gegenüber meinem Team."

Und so geht die Sprechstunde weiter. Sorgen um die eigene Gesundheit, um die Kinder, um die Existenz. Verwirrungen durch die Nachrichtenfülle. Überforderung. Erschöpfung. Resignation.

Als letzte Patientin kommt Frau Berger, eine Erzieherin kurz vor der Berentung. Sie zeigt eine Region am Fuß, die bei jedem Schritt schmerzt. Fersensporn lautet meine Diagnose. Ich verordne ihr Schuheinlagen und will sie für eine Woche krankschreiben. „Nein, lassen Sie nur", antwortet sie. „Ich habe ja nur noch ein paar Wochen. Bei uns ist alles durcheinander, die Eltern rangeln um die Notbetreuung, die Kolleginnen haben tägliche Diskussionen. Meine Kinder tun mir am meisten leid. Von den Nachrichten ist man ja noch mehr verwirrt." Ihr Resümee: „Herr Doktor, das kommt mir alles so merkwürdig vor."

In der Sprechstunde äußere ich mich nie zu politischen Angelegenheiten, auch nicht zur Corona-Politik. Auf der Heimfahrt im Auto aber sortiere ich meine Eindrücke und Gedanken. Ich passiere die Gebäude meiner einstigen Ausbildungsstätte, der Infektionsabteilung des Rudolf-Virchow-Krankenhauses. Auf der Isolierstation haben wir damals die ersten HIV-Patienten behandelt, im Kellergeschoss die Versorgung von hochansteckenden Krankheiten wie Ebola und Lassafieber geprobt. Wir lernten, uns zu schützen, die Angst vor Infektionskrankheiten aber verloren wir. Ich habe sie auch heute vor Corona nicht, obwohl ich altersgemäß zur Risikogruppe gehöre. Ich schätze das Arsenal der Medizintechnologie sehr. Das eigentliche Wunder ist für mich aber die Natur der Menschen, ihre Resilienz, ihre Immunabwehr und ihre Regenerationsfähigkeit. Viele Stürme des Lebens können so ausgehalten werden. Aber die Seele darf nicht Zuversicht, innere Würde und Selbstgewissheit verlieren. *Ein nachhaltiger Schutz des Menschen braucht beides – moderne Heilmittel und eine Stärkung seiner Natur.*

Die Pandemie macht Angst. Nicht nur die persönliche Gesundheit braucht immer wieder Ausgleich, um zur Harmonie zu gelangen, sondern auch die der Gesellschaft. Werden wir die Balance wiedererlangen?

Von April 2020 bis April 2021 –
Was ist bloß geschehen?

April 2020 – Gemeinschaft und Hoffnung

Die ersten Nachrichten über ein neues Virus in Wuhan klangen spannend, der Ort des Geschehens lag in einem weit entfernten Teil der Welt, für die meisten von uns außerhalb unseres Reisehorizonts. Blitzartig landeten jedoch die Probleme direkt vor unserer Tür. Eine Verletzlichkeit unseres Lebens, mit der wir nie ernsthaft gerechnet hatten, wurde in kürzester Zeit Realität. Als wir begriffen, dass wir selbst inmitten einer Pandemie waren, kam die Angst.

Die Berichte von den Toten in Bergamo erzeugten in den Industriestaaten einen Schock: Hilfloses Sterben auf der Straße inmitten unserer Welt der Technik, der Versicherungs- und Sozialsysteme. Der erste Lockdown stand im Zeichen des Versuchs einer solidarischen Abwehr dieser Gefahr. Die Angst vor dem Virus machte uns demütiger und lehrte uns unmissverständlich, dass in schwierigen Zeiten Mitmenschlichkeit unser Leben aufrechterhält. In der Not des ersten durch Corona bedingten Ausnahmezustands stellten wir fest, dass die schlecht bezahlten und bürokratisch überfrachteten Helferberufe wichtiger sein können als höchst alimentierte Manager, Star-Anwälte und Technologie-Giganten.

Der Verzicht auf die Freiheiten unseres gewohnten Lebens wurde damals noch im allgemeinen Konsens getragen. In den Medien tauchten ungewohnt häufig auch besinnlich-kritische Reflexionen über unsere moderne Lebensweise auf. Bisher konnte sich die Weltpolitik nicht auf die Begrenzung der Erderwärmung einigen und jetzt mussten wir anerkennen, dass das kleine Virus uns eine Atempause verschafft hat, indem es den Energieverbrauch der Flugzeuge, Kreuzfahrtschiffe, Fabriken und Autos massiv abwürgte. Würde uns diese Erfahrung zu einem vernünftigen Umgang mit unserem globalen Lebensraum und seinen begrenzten Ressourcen verhelfen?

Die Krise deckte auch versteckte Missstände auf. Ein Nadelöhr bei der Bewältigung stellten in den meisten Ländern die Gesundheitssysteme dar, die sträflicher Weise sehr vernachlässigt worden waren. Denn die helfenden Berufe lagen im Schatten des lauten Getriebes von mehr Wachstum und Prosperität. Über Jahre war der Personalbestand an Ärzten, Pflegern und Amtsmedizinern heruntergefahren worden. Dies wurde nun zu einem Kernproblem der Krisenbewältigung. Auch die weltweite Verlagerung der Produktion von Standardmedikamenten und medizinischen Schutzbedarfsartikeln in Billiglohnländer fiel uns auf die Füße. Die Erkenntnis: Die gnadenlose Rationalisierungsphilosophie von Ökonomen kann zur todbringenden Falle werden. Die Reflexion machte uns bewusst, dass nahezu alle Infektionsausbrüche der letzten Jahrzehnte etwas mit unseren Lebensverhältnissen, Lebensstilen und modernen Produktionsweisen zu tun hatten.

Eine Atmosphäre von Besinnung, Hilfsbereitschaft, Gemeinschaftsgeist, ja sogar einer ungewohnten Demut durchwehte unsere Republik.

Eine Chance schien sich aufzutun, etwas zu ändern, was schon lange als düstere Zukunftsahnung im Hintergrund lauert und für das bislang die Kräfte fehlten – die große Aufgabe, Licht und Schatten des Fortschritts endlich miteinander in Einklang zu bringen.

April 2021 – Spaltung und Ermüdung

Eine allgemeine Erschöpfung nach einem Jahr Pandemie war überall spürbar. In der Gesellschaft taten sich tiefe Risse auf, sie reichten sogar bis in die Freundschaftsbeziehungen und Familien. Das traurige Ergebnis: Der Ton in den Medien war rau geworden. Gegenseitige Beschuldigungen beherrschten die Kommunikation. Die Ansichten versteiften sich in polaren Auffassungen. Manche Gräben waren kaum noch zu überbrücken. Während der langen Lockdowns hatten viele Menschen ihr gewohntes Leben verloren. Kinder spielten kaum noch, saßen vor den Bildschirmen und wurden übergewichtig. Kein Sport, kein Vereinsleben, keine Kultur, keine Abwechslung. Gelacht wurde selten, und wenn, dann sahen wir es kaum in den maskenverhüllten Gesichtern. Seit den Bildern von Bergamo blieb ein Gefühl von drohender Todesnähe zurück. Wie in einem Crashkurs eigneten sich die Menschen wissenschaftliches Know-how über Infektionsgeschehen an, ungezählte Meldungen über Fakten und noch mehr Meinungsbeiträge waren zu verdauen. *Wir lernten viel, verstanden aber wenig. Über ein halbes Jahr Angst, Stillstand, Masken, Isolation – ein Leben ohne Freude. Die Stimmung glitt in stille Resignation. Nur die Impfung kann uns aus dem eingefrorenen Leben befreien, lautete die immer wiederkehrende Botschaft. Sie sollte uns unser altes Leben zurückgeben.*

Bekommen wir es wirklich zurück?

Vielleicht werden wir eine vergleichbare Lebensqualität nur dann wiederbekommen, wenn wir an der Pandemie aufwachen, wenn wir Klarheit schaffen. Die Zeit zu glauben, andere würden uns schon ein warmes Nest bereiten, ist vorbei. Die Risse in unserem Gemeinwesen sind brandgefährlich. Die Verwirrung ist groß. Bewusstsein und Aktivität werden von uns gefordert. Lassen wir die Ereignisse noch einmal an uns vorüberziehen und analysieren wir. Lernen wir mit Kopf und Bauch zu verstehen, worum es geht.

Die Medizin früher:
Besonnene Eingriffe ins Naturgeschehen

Den Infektiologen früherer Zeit waren die unterschiedlichen Gefahren von Infektionsgeschehen vom Wesen des Erregers und von den Gesamtumständen her vertraut. Sie waren darin geschult, aus akribischer Anamnese und genauer Beobachtung eine Krankheitssituation und deren Gefährlichkeit oft schon treffsicher zu erfassen, bevor überhaupt serologische oder bakterielle Untersuchungen vorlagen.

Der Blick auf das Verhältnis von Erreger und Immunsystem hatte einen anderen Fokus als heute. Der Begriff der „Empfänglichkeit" spielte eine viel größere Rolle, denn das menschliche Immunsystem galt als ein bestens funktionierendes und an Sinnhaftigkeit nicht zu übertreffendes Schutzsystem des Körpers. Wenn der Mensch dennoch für eine Krankheit empfänglich ist, dann hat es aus dieser Sicht Gründe. Entweder gilt es, wie in der Kindheit, den Erreger erst einmal kennenzulernen und die ersten Abwehrstoffe zu produzieren. Infektionserkrankungen können aber auch den vorteilhaften Effekt haben, vorhandene Antikörper zu „boostern", also aufzufrischen. Ein anderer Grund für das Auftreten von Symptomen, oft auch mit schwererem Verlauf, kann der Verlust von Abwehrkräften bei körperlicher und seelischer Beeinträchtigung oder im höheren Alter sein. Erreger, die per se hochgefährlich waren, bilden die Ausnahmen. Vor ihnen hatte man sich zu wappnen mit allem, was zur Verfügung stand.

Die Auseinandersetzung des Immunsystems eines Individuums mit den Erregern der Außenwelt wurde als ein sinnhafter und notwendiger Prozess betrachtet, um lebenstüchtig zu werden. So, wie ein Training der Muskulatur, die durch Bewegung gestärkt wird. Wie bei der täglichen Muskelarbeit immer wieder auch Arbeitsunfälle geschehen oder beim Sport schlimme Verletzungen auftreten können, nahm man auch beim Immunisierungsprozess Gefährdungen als nicht absolut vermeidbar hin. Und so, wie wir Arbeitsschutzmaßnahmen ergreifen und Sportgeräte sicherer machen, ergriff man auch Schutz vor den Infektionsgefahren. Hygiene, Umsicht im Umgang mit den Schutzbarrieren des Körpers und Vermeidung von Überforderung der Regenerationskräfte waren die wichtigsten Maßnahmen. Die Impfungen galten als ergänzender Schutz für solche Erreger, die für den Infizierten tödliche oder schwere Gesundheitsfolgen mit sich brachten.

Meinem Abteilungschef gab seine Kompetenz das Recht, auch Meinungsunterschiede glaubhaft zu vertreten Er sah beispielsweise die Influenza-Impfung nicht als besonders hilfreich an. Zum einen, weil mit der frühen Generation der Impfstoffe noch mehrere Fälle von schweren Nebenwirkungen wie das lebensgefährliche Guillain-Barré-Syndrom auftraten, eine autoimmun

ausgelöste Entzündung der Nerven und des Rücken-
marks. Drei solcher Fälle behandelten wir auf unserer
Abteilung. Zum anderen aber hielt er die Impfung im
Abgleich zwischen Gefährdung und Nutzen für einen
Großteil der Bevölkerung nicht für zielführend. Ihn
störte, dass sie seiner Ansicht nach den natürlichen
Immunisierungsprozess der Bevölkerung behindere.
Die Sorge vor einer gefährlichen Pandemie ähnlich der
Spanischen Grippe von 1918, die weltweit 50 Millionen Tote kostete, trieb ihn nicht um. Denn inzwischen
hatten jährliche mehr oder weniger ausgeprägte Wel-
len von Influenza-Infektionen eine „stille Feiung", also
eine meist symptomlos verlaufende Immunisierung
der Bevölkerung durch regelmäßigen Erregerkontakt
bewirkt. Diese verleiht, so sein Argument, trotz der
Mutationen der Influenzaviren, der Bevölkerung auf
Dauer einen zumindest teilweisen Abwehrschutz, der
schlimmere Ausbrüche verhindert. Heute, vierzig Jahre später, werden die Belege für den Vorteil der alljährlichen Grippeimpfungen immer noch kontrovers diskutiert. Das Erkrankungsrisiko in Ländern mit hoher
Impfrate ist nicht größer als das mit niedriger. [1]

Inzwischen gibt es jedoch zahlreiche wissenschaftliche
Untersuchungen, die den allgemeinen Wert des natürlichen Kontakts von Erregern auf den dauerhaften Zustand des menschlichen Immunsystems herausstellen.
Für bestimmte Patienten ist die Influenza-Impfung
sicher ein Vorteil, zumal die Nebenwirkungen heute

geringer sind. Da viele Patienten denken, die Grippe-impfung helfe statt nur bei der Influenza auch bei den banalen grippalen Infekten, hat die alljährliche Impfung für einige auch einen psychologischen Nutzen.

Das pharmakologische und technische Instrumentarium war zu Beginn meiner Ausbildung noch völlig bedarfsorientiert. Die Erfindungen richteten sich ganz überwiegend nach Anforderungen, die sich aus dem Hilfebedarf der Ärzte für die wesentlichen Krankheiten in der täglichen Praxis ergaben. Schaden zu vermeiden hatte eine hohe Priorität.

Die zunehmenden technologischen Möglichkeiten und die allgemeine Kommerzialisierung unserer modernen Lebensweise führten über die letzten Jahrzehnte allerdings auch in der Medizin zu einer folgenreichen Wandlung.

Die Medizin heute: Kommerzialisierung und Vertrauensverlust

In meinem Buch *Medizin ohne Moral* habe ich Sie hinter die Kulissen dessen sehen lassen, was allgemein als Ökonomisierung der Medizin beklagt wird. Dem Bestreben unserer technologischen Potenz, unablässig fortzuschreiten, verdanken wir unzählige Erleichterungen und Annehmlichkeiten unseres heutigen Lebens. Dass die Technisierung aber auch Schattenseiten hat, lehrte zuerst das Entstehen eines Industrieproletariats im ausgehenden 19. Jahrhundert und später die brutaler werdende Kriegsführung, vom Giftgaseinsatz im Ersten Weltkrieg bis zum Atombombenabwurf auf Hiroshima und Nagasaki im Zweiten. Zivile Nuklearkatastrophen in unserer Zeit zeigten uns die Grenzen ebenso auf wie der Klimawandel und das Artensterben. Dazu haben sich im Zusammenhang mit dem Energiebedarf der industrialisierten Länder nach den beiden Weltkriegen Licht und Schatten in den Weltregionen unterschiedlich verteilt. Während die einen leidlich befriedet die materiellen Vorteile genießen, sind die Kriege sozusagen ausgelagert, vornehmlich in Regionen, in denen die notwendigen Ressourcen für den Prozess der Technologisierung lagern. Dort, wo Öl, Gas und Bodenschätze zu finden sind. Die Pandemie hat uns einen Vorgeschmack davon gegeben, dass unser Frieden und Wohlstand nicht gesichert sein könnten.

Die Technologisierung verbessert also vieles, hat aber eben auch Schattenseiten. Global gesehen verschärft sich durch sie die materielle Ungleichheit in der Welt. Als hauptsächlichste Nebenwirkung in den begünstigten Ländern ist wiederum eine immense Beschleunigung des Lebensrhythmus, ein kopfloser Turbo, der Zeitmangel und Hektik mit sich bringt, zu beklagen. Die Dynamik der Innovationen wird maßgeblich durch Gewinnerwartungen befeuert, heute vor allem durch die von Großinvestoren.

In der Medizin verdichtet sich diese Mischung aus Beschleunigung und Profitorientierung. Die Medizintechnologie wächst besonders rasant. Dies bringt einerseits natürlich zahllose bessere Behandlungstechniken hervor. Andererseits lebt der kommerzialisierte Antrieb der Technologisierung in der Medizin, wie in anderen Bereichen des Wirtschaftslebens auch, von einer permanenten Steigerung des Konsums, die auch hier zu sinnleerer Überproduktion führt. Während genauso, wie im allgemeinen Leben, der Bedarf durch Werbeversprechen geweckt wird, herrschen bezüglich eines Preiswettbewerbs in der Medizin andere Verhältnisse. Neue Technologien sind vor allem eine Domäne der Spezialisten. Diese kümmern sich nicht wie der normale Konsument um das Preis-Leistungsverhältnis. Überhaupt haftet der Frage nach dem Preis bei Gesundheitsprodukten der schlechte moralische Beigeschmack an, beim hohen Gut der Gesundheit geizen zu wollen. *Die konkurrierenden politischen Parteien und die im gegenseitigen Wettbewerb stehenden Krankenkassen haben große Angst vor einem Image-Verlust, wenn sie für Innovationen nicht zu zahlen bereit sind. Dies beschert den innovativen Technologie- und Pharmakonzernen eine paradiesische Vermarktungslage, bei der sie weit überhöhte Preise verlangen können.*

Wer die Mechanismen kennt, wie ich sie in meinem ersten Buch beschrieben habe, weiß, warum die Gesundheitsversorgung selbst in wohlhabenden Industrieländern in Bezug auf das allgemeine Versorgungsniveau immer schlechter wird. Wie sehr uns die schleichende personelle Verknappung auf die Füße fällt, beweist nicht nur der Verlauf der Pandemie, sondern gerade auch der Umgang mit ihr, wie sich zeigen wird.

Weil die Abwägung zwischen Fortschrittsversprechen und Kostenfolgen weitgehend unkritisch gehandhabt wird, hat sich in den großen Konzernen für Medizinprodukte und Medikamente inzwischen ein unfassbarer Reichtum angesammelt. Deren Aktien gehören zuverlässig und dauerhaft zu den Markt-Champions. Aktien sind vor allem eine Wette auf die Zukunft. Deshalb können sich gerade die innovativen Firmen über einen schier unbegrenzten Kapitalzufluss freuen. Aktionäre wollen aber auch Rendite. Aus diesem Grund bleiben nur Firmen am Markt, die diese letztendlich bieten können. *Im Kampf der Pharma-Giganten um die vorderen Plätze wird weit mehr Geld in Marketing als in die Forschung gesteckt.*

Das Erfolgsstreben in der Medizinsparte wird auf drei Schauplätzen ausgetragen.

1. Das allgemeine Gesundheitsbewusstsein beeinflussen.
2. Vermarktungshemmnisse abbauen.
3. Neuen Bedarf schaffen.

Unser solidarisch strukturiertes Gesundheitssystem verbietet weitgehend, dass Krankheit nach Geldbeutel behandelt wird. Die Werbung für neue Produkte richtet sich deshalb vorzugsweise an die Spezialmedizin, weil hier die Innovationen besonders zuhause sind. Hauptsächliche Ansprechpartner sind heute jedoch die Gesunden. Sie erreicht man am besten darüber, dass man Ängste um ihre Gesundheit mobilisiert. In zahllosen Medienformaten werden mit Teil- oder Scheininformationen fortwährend Befürchtungen geschürt, für die gleichzeitig das Gegenmittel angepriesen wird.

Der Kern erfolgreichen Marketings sind somit das Gesundheitsbewusstsein und das Angstschüren. Dafür müssen die Produkte der innovativen Konzerne als unverzichtbare Rettungsanker vor Gesundheitsgefahren erlebt werden.

Mit Versprechen, Krankheiten einfach zu besiegen, mit Visionen, „Geißeln der Menschheit" wie Krebs oder Alzheimer zu beseitigen, ja vielleicht einst das Sterben überhaupt zu überwinden, lassen sich die Menschen nicht nur faszinieren, sondern auch täuschen. Denn die Gesamtzusammenhänge und die Bezahlbarkeit werden selten thematisiert. So entscheidet letzten Endes die allgemeine Grundeinstellung zum Leben über die Markterfolge der Konzerne. Wer sich der Panik und zugleich den rettenden Visionen hingibt, füttert ihren Erfolg. Eine gelassene Einstellung hingegen, welche die Kirche im Dorf lässt, auf natürliche Kräfte baut, Naturheilverfahren bevorzugt und aus einer eher spirituell geprägten Sicht das Werden und Vergehen als unvermeidliches Naturgeschehen hinnimmt, stellt ein bedeutsames Vermarktungshemmnis dar. *Daher lautet die zentrale Marketingbotschaft für das Gesundheitsbewusstsein heute: Die Natur ist voller Gefahren und unsere Technologien rettet dich vor ihnen!*

Diese Perspektive macht verständlich, warum Befürworter von „sanften" Behandlungswegen nicht einfach als romantische Träumer hingenommen, sondern zunehmend aggressiv als gefährliche „esoterische" Spinner diffamiert werden. Naturmedizin, Homöopathie, Erfahrungsheilkunde von Ärzten und heilpraktische Behandlungsalternativen, die mehr auf Regulation als auf Medikamentenkonsum ausgerichtet sind, werden geradezu kampagnenartig als wissenschaftsfeindlich diskreditiert. Damit wird der Wissenschaftsbegriff zum Kampfinstrument um Marktanteile.

Doch was bedeutet „Wissenschaft"?

Eine Begriffsdefinition könnte so lauten: *Wissenschaft ist ein von allen Instrumentalisierungen durch Politik, Wirtschaft, Interessensgruppen und persönlichen Eitelkeiten freier und ergebnisoffener Prozess der Wissensfindung, der sich unter bestimmten und überwachten Regeln und dem kritischen Blick von Fachkollegen vollzieht. Wissenschaft ermöglicht damit best-*

mögliches Detailwissen, welches nicht den Charakter unumstößlicher Fakten hat, sondern jederzeit durch neuere Erkenntnisse überholt werden kann.

Der Wahrheitsgehalt von wissenschaftlichen Ergebnissen durchläuft üblicherweise den Prüfungsprozess des Peer-Review, ein Verfahren zur Qualitätssicherung einer wissenschaftlichen Arbeit oder eines Projektes durch unabhängige Gutachter aus dem gleichen Fachgebiet. *Der alles entscheidende Faktor in diesem Qualitätssicherungsprozess ist die Unabhängigkeit der Prüfinstanzen. Unter dem Gesichtspunkt des Marketings wären die Technologie- und Pharmakonzerne allerdings unprofessionell, wenn sie diese Schaltstellen nicht mit maximalem finanziellem Einsatz zu ihren Gunsten beeinflussten.*

Jeder Insider des Gesundheitssystems weiß um dieses Problem. Daher haben sich auch Strukturen gebildet, die sich der Lobby-gesteuerten Verbiegung von Wissenschaft entgegenstellen. Aber auch solche Non-Profit-Organisationen wie das international vernetzte Institut Cochrane oder die Weltgesundheitsorganisation (WHO) werden vom Druck der finanzmächtigen Gegner nicht verschont und sukzessive beeinflusst.

Darüber hinaus üben die Konzerne mit großem Erfolg Druck auf die nationalen und internationalen Sicherungssysteme der Medizinproduktanwendung aus, auf dass diese ihre Standards senken und kritische Wissenschaftler aus den Schaltstellen vertreiben mögen. Auch großzügiges Sponsoring im Gesundheitswesen, sei es finanziell, logistisch oder indirekt durch die Vergabe von Aufträgen, trägt reiche Ernte. Die Universitäten und Forschungseinrichtungen, die Fortbildungsinstitute, die Fachgesellschaften sowie die Ärzte- und Patientenvereinigungen kommen in diesen Genuss, ja brauchen die Zuwendungen teils sogar für ihre Existenz. Auch die Politik, die Zulassungsbehörden und nicht zuletzt das Gesundheitsministerium bekommen dauerhaft Input wie auch Druck aus dieser Richtung.

Eine weitere Stoßrichtung der Vermarktungsinitiativen der Konzerne wendet sich direkt an die Konsumenten. Hierbei besteht der Hebel vor allem in der Einwirkung auf den Journalismus. Eine direkte Einflussnahme besteht darin, einem Medium als zahlender Werbekunde treu zu sein oder ihm eben die Einnahmen durch Anzeigenschaltung zu entziehen. Sie stellen eine wesentliche finanzielle Grundlage für Presseerzeugnisse dar. Zum anderen werden journalistische Wissenschaftsbeiträge gern durch die kostenlose Bereitstellung von Firmenexpertise bereichert. *So effizient diese Methoden auch erscheinen – die wirksamste Beeinflussung von Medien geht sehr viel filigraner vonstatten. Sie beruht auf der Verbreitung von Narrativen.*

Eine sehr erfolgreiche Story, die besonders bei Intellektuellen zunehmend auf fruchtbaren Boden fällt, besteht darin, dass die Wissenschaft durch esoterische und verschwörerische Kräfte bedroht sei. So zieht man einerseits die Aufmerksamkeit von der viel realeren Bedrohung ab, die in der Verfälschung, Unterdrückung und Selektion wissenschaftlicher Aussagen unter lobbyistischen Einflüssen besteht. Andererseits lassen sich damit viele Kritiker, welche diese Gefahren benennen, einfach in die Ecke von Spinnern rücken. Die Geschichte schlägt also gleich zwei Fliegen mit einer Klappe: Sie lenkt von Manipulationen ab und diskreditiert gleichzeitig die Kritik daran.

Die angeblich so gefährlich gewordene Esoterik dient in diesem Narrativ als Strohmann, da die wenigsten Kritiker des Lobbyismus tatsächlich unwissenschaftlich denken. Eine wirkliche Blütezeit für spirituelle Strömungen oder solche, die als esoterisch bezeichnet werden könnten, lag in den Achtzigerjahren des vergangenen Jahrhunderts. Sie hat längst einem eher fakten- und zielorientierten Denken Platz gemacht. Wenn heute dennoch solche Bedrohungen beschworen werden, hat dies eine Funktion. *Die Diskreditierung von Naturvertrauen hilft, Vorbehalte gegen risikoreiche moderne Entwicklungen in Pharmakologie und Gentechnologie abzubauen. Denn, wer der Natur mehr vertraut als den modernen Technologien, ist ein verlorener Konsument.*

In diesem Licht erklären sich auch die massiven Angriffe auf so harmlose Nischenmethoden wie die Homöopathie und Naturheilverfahren, die egal, wie man persönlich dazu steht, zumindest unschädlich und kostengünstig sind und sich niemandem aufdrängen. Wie eine „fünfte Kolonne" des Pharmakonzern-Marketings agiert diesbezüglich die genannte „Skeptiker"-Bewegung, die vorgibt, der Wissenschaftlichkeit dienen und das Erbe der Aufklärung bewahren zu wollen. Durch das Bestreben der „Skeptiker", die ganze Bevölkerung auf ihre einseitige Sichtweise festlegen zu wollen, demaskiert sich die Bewegung allerdings als eigentlicher Gegner der oben genannten Definition von Wissenschaft, da diese niemals eine einseitige Ideologie sein kann. Nicht zuletzt verraten sie damit auch die Ideale von Freiheit und Toleranz.

Kennzeichnend für das nahezu sektenhaft zu nennende Vorgehen jener Akteure ist, dass ausgerechnet diese vermeintlichen Anwälte einer reinen Wissenschaft es vermeiden, öffentlich und faktenbasiert in der Sache zu diskutieren. Stattdessen wird über gute Kanäle zu den Informationsmedien beschimpft, gelästert, diskriminiert und mit Halbwahrheiten Wissenschaftlichkeit vorgetäuscht. Nicht durch Widerlegung oder Debatte, sondern durch Herabsetzung der „Gegner" versuchen sie, Fragen der Lebensführung und vor allem abweichende Wissenschaftsauffassungen aus den Wissenschaftsdiskursen zu verbannen. Es ist tragisch, dass besonders Journalisten aus den Wissenschaftsredaktionen diese boshafte und manipulative Doppelbödigkeit nicht erkennen und Vertreter dieser Ideologie häufig als seriöse Informationsquellen betrachten.

Unterm Strich befinden wir uns somit an einem gefährlichen Kipppunkt bezüglich der Solidität und Wahrhaftigkeit von Wissen. Die finanzielle Macht großer globaler Player im Wirtschaftsleben und deren egozentrisches Agieren haben einen gefährlichen Einfluss auf das Bemühen um unabhängige Informationen.

Falsche Informationen führen zu falschen Handlungen. Das wissen gerade wir Deutschen aus unserer jüngeren Historie. Sie können auch heute wieder unsere demokratische Gesellschaftsstruktur bedrohen. Vielleicht kommt dem Umgang mit der Corona-Pandemie sogar eine schicksalsbestimmende Bedeutung für die Zukunft unseres Landes zu.

Politische Weichenstellungen in der Corona-Pandemie.
Die erste Weiche: einseitige Festlegungen und der Verzicht auf Abwägung

Der Panik-Plan

Zu Beginn der Pandemie empfahl ein Strategiepapier des Bundesinnenministeriums das Schüren von Angst als Methode der Lenkung der Bevölkerung. Es wurde zunächst geleaked und ist mittlerweile auch ganz offiziell auf der Webseite des Bundesinnenministeriums einsehbar. Darin ging man im Mai 2020 von einem Worst-Case-Szenario in Deutschland mit über einer Million Toten aus, was die Bevölkerung zur Akzeptanz von harten Einschränkungen bewegen sollte.

Die Berichterstattung sollte demzufolge den Eindruck erwecken, das Virus könne jeden treffen, ihn töten oder ihm langfristige Gesundheitsschäden zufügen. Jeglicher Relativierung dieser Darstellung sollte entgegengewirkt werden. Das Papier ruft explizit dazu auf, die „konkreten Auswirkungen einer Durchseuchung" so zu kommunizieren, dass „die gewünschte Schockwirkung" erzielt würde.

Dazu gehören das Triggern der Urangst des Erstickens, der Hilflosigkeit angesichts um ihr Leben ringender Angehöriger bei der Bevölkerung und das Gefühl bei Kindern, „Schuld daran zu sein", wenn etwa ein Elternteil „qualvoll zu Hause stirbt", weil sie etwa „vergessen haben, sich nach dem Spielen die Hände zu waschen." [2]

Die radikalen Strategien dieses Papiers betonen die Sorge vor einem unkontrollierten Ablauf der Pandemie, dessen tödliche Folgen allerdings zehn Mal höher als real eingeschätzt wurden. Im Mai 2020 stand noch die Möglichkeit im Raum, durch schnelles und konsequentes Handeln diese Folgen eingrenzen zu können. Die Regieanweisung des Angstschürens behielt jedoch auch noch ihre Wirksamkeit, als neue Erkenntnisse über den echten, wellenförmigen Infektionsverlauf und die Sterblichkeit vorlagen. Explizit warnte das Papier davor, die Krankheit als Problem der „Alten" anzusehen, und legte Wert darauf, auch die Gefahren für Jüngere zu betonen. Eine Anweisung dazu, die Gruppe der Gefährdeten zu schützen, sucht man darin allerdings vergebens.

Nach einem Bericht der Welt am Sonntag soll das Bundesinnenministerium unter Innenminister Horst Seehofer (CSU) im März 2020 Wissenschaftler mehrerer Forschungsinstitute und Hochschulen im Sinne der Worst-Case-Visionen eingespannt haben. Das Ministerium habe die Forscher des Robert-Koch-Instituts (RKI) und anderer Einrichtungen in der ersten Welle der Corona-Pandemie mit der Erstellung eines Rechenmodells beauftragt, das eine Prognose von über einer Million Corona-Toten in Deutschland wahrscheinlich machen sollte. Basierend auf diesem Modell wollte das Ministerium dem Bericht zufolge strenge Corona-Maßnahmen rechtfertigen. Markus Kerber, Staatssekretär im Innenministerium, so die Zeitung, habe die Forscher in einer E-Mail gebeten, ein Modell zu entwickeln, auf dessen Basis „Maßnahmen präventiver und repressiver Natur" geplant werden könnten. [3]

Seit dem Herbst 2020 herrschte entsprechend dieser Regieanweisung auf Regierungslinie Daueralarm …

- Verweisen auf das Sterben in Bergamo.
- Angst schüren vor einer vernichtenden zweiten Welle.
- Andeutungen über eine angeblich fehlende Immunität nach Infektion.
- Berichte über qualvolles Ersticken und überfüllte Intensivstationen.
- Überzeichnen der Gefahr für Jüngere durch beängstigende Berichte über Post-COVID-Verläufe.

Vor allem aber die täglichen Meldungen über Tote und Infektionszahlen hielten den Eindruck alleiniger direkter Kausalität aufrecht.

So nahm die Auswahl der Nachrichten massiven Einfluss auf das kollektive Bewusstsein. Wie in einer stillen Übereinkunft folgten die Mainstream-Medien beim Thema Corona dem vorgezeichneten Szenarium. Die Entscheidung, was berichtet wird und was nicht, formte dann die allgemeine Vorstellung über die Pandemie. Denn die laienhafte Bevölkerung folgte den Erklärungen derjenigen Experten, die Zugang zu Informationskanälen bekommen hatten. Vor der Kulisse der täglichen Zahlen aus dem RKI, den ständigen Warnungen einer handvollen Anzahl immer derselben Politiker und Experten und der ausführlichen Berichterstattung über vereinzelte schwere Verläufe entfaltete sich eine anhaltende Dramatik, welche die anderen großen Probleme der Welt nahezu unsichtbar werden ließ.

Nach einem Jahr Corona-Pandemie liegen die Zahlen auf dem Tisch: Bis Mitte Juni 2021 wurden vom Robert-Koch-Institut 90.000 Tote der Corona-Pandemie zugerechnet. [4] Das Statistische Bundesamt ermittelt fortlaufend die sogenannte Übersterblichkeit. Sie vergleicht dabei die Sterberate monatlich und jährlich mit denen der vier Jahre zuvor. Es gab zwar im Spätherbst 2020 bis Januar 2021 eine erhöhte Sterberate. Diese wurde jedoch durch geringere Sterblichkeit in anderen Monaten fast ausgeglichen. Unterm Strich gab es während der gesamten Pandemie allenfalls eine moderate erhöhte Sterblichkeit. [5] Lediglich für die Altersgruppe der über 80-Jährigen wurde eine erhöhte Sterberate von 10 Prozent ermittelt. [6] Die gezählten 90.000 Toten waren also nicht zusätzlich zum üblichen Sterbeniveau gestorben. Der weitaus größte Teil wäre auch ohne Corona-Infektion auf Grund seiner altersbedingten Verfassung bei anderen Anlässen gestorben. War es notwendig, die Pandemie mit täglichen Meldungen über Todeszahlen zu begleiten, wenn im Rahmen einer Infektionswelle ähnlich wie bei der Grippewelle 2018 in der höchsten Altersgruppe zehn Prozent mehr Menschen früher sterben müssen?

Warum liegt die genannte Zahl an Corona-Toten viel höher als die festgestellte Übersterblichkeit? Welches Interesse könnte hinter einer Dramatisierung stecken?

Laut SWR aktuell begann die Firma Biontech, die bisher in der Krebsforschung tätig war, bereits im Januar 2020 mit ihren Forschungen nach einem Impfstoff und präsentierte im Februar seinen Plan dem Paul-Ehrlich-Institut im südhessischen Langen. [7]

Über den Sommer bis zum Herbst 2020 schälte sich in Deutschland und den EU-Ländern die politische Festlegung auf einen bestimmten Weg zur Pandemiebewältigung heraus, die seitdem wie ein Mantra über allen Entscheidungen schwebt: „Der einzige Weg raus aus der Pandemie ist die Impfung!"

Das deutsche Regierungskonzept: Bis zur Entwicklung und Bereitstellung von Impfstoffen muss das öffentliche Leben zur Abwehr der Infektionsübertragung beschnitten werden. Experten nannten drei Leitwerte für das Maß der Beschränkungen:

• Die 7-Tage-Infektionsinzidenz.
• Den R-Wert als Maß für die Ansteckungsdynamik.
• Die Auslastungskennzahlen der Intensivstationen.

Diese politisch getroffene Fokussierung auf die Impf-entwicklung hatte gravierendste Folgewirkungen:

Der Schutz der Alten und am stärksten Gefährdeten blieb weitestgehend aus.

Bis in den Winter 2020 hinein gab es außer Kontakt-beschränkungen keine wirksamen Schutzkonzepte für die Altenheime. Dabei traf es diese Einrichtungen mit Abstand am schlimmsten. Ein Drittel aller COVID-19-Todesfälle stammen daher. 86 Prozent der Verstorbenen war über 70 Jahre alt. Diese Altersgruppe erhielt lediglich symbolpolitisch vor Weihnachten einmalig den Anspruch auf sechs FFP2-Masken.

Warum gab es in den Heimen keine speziellen Schutzkonzepte? Warum wurden Personal und Besucher nicht mit den bereits entwickelten Tests auf Infektionen untersucht?

Warum gab es nicht, wie anderswo, spezielle Einkaufszeiten für Senioren?

Warum gab es keine speziellen Beförderungsmöglichkeiten und Hol- und Bringe-Dienste für die Gefährdeten?

Warum wurde die seit Jahren tolerierte prekäre Situation in der Pflege nicht thematisiert?

Warum wurden die Versäumnisse der Politik in den Medien nicht angesprochen?

Das zentrale Problem geriet so aus dem Fokus der öffentlichen Wahrnehmung: Die Belastung des Gesundheitssystems durch die Pandemie war zum größten Teil hausgemacht. Wie in meinem Buch *Medizin ohne Moral* beschrieben, hatten jahrzehntelange Einsparungen die Krankenhausbetten reduziert und zur personellen Unterbesetzung der Gesundheitsämter, der Pflegeeinrichtungen und der Hausarztpraxen geführt. Wesentliche Ursachen für die Bilder von Bergamo wie auch, etwas abgeschwächt, für die Lage in Deutschland, sind als direkte Folge des Spardrucks auf die Gesundheitssysteme anzusehen. Echte Anstrengungen, wie beispielsweise eine Einstellungsoffensive für das Gesundheitswesen mit attraktiven Konditionen oder nachhaltige Strukturverbesserungen, nahm man selbst angesichts der Pandemie nicht in Angriff. Die Pflegekräfte bekamen wohlfeiles Lob für ihren Einsatz und Mitleid für ihre Überforderung, jedoch keinerlei Entgegenkommen bei ihren Forderungen nach Änderungen. Ihre Demonstrationen in zahlreichen deutschen Großstädten von Oktober 2020 bis April 2021 blieben von der Politik unbeachtet. Personelle Überlastungen der Intensivstationen wurden nur dann thematisiert, wenn es darum ging, endlose Verlängerungen des Lockdowns zu rechtfertigen.

Die Politik nutzte nicht die große Breite an wissenschaftlicher Kompetenz in Deutschland und der Welt, sondern stützte sich auf ausgewählte Berater, welche ihrem vorab festgelegten Kurs einen wissenschaftlichen Anstrich gaben. Erforderte die nationale Bedrohungssituation nicht, dass sich die Politik durch die besten Köpfe des Landes beraten ließe? Auf die Bandbreite der vorhandenen, jedoch ungenutzten Expertise und wissenschaftlichen Kompetenz komme ich weiter unten zu sprechen.

Lockdowns bis zur Bereitstellung von Impfstoffen wurden als vorab zementierter und einziger Lösungsansatz verfolgt. Staatlicherseits wurde keine Forschung angeschoben, welche die Erregereigenschaften und die natürliche Immunitätsentwicklung in der Bevölkerung, die Auswirkungen der getätigten Maßnahmen und die Auswirkung der Lockdowns auf Wirtschaft, Pädagogik und Gesellschaft untersuchte. Gab es keine anderen Konzepte im Umgang mit der Pandemie?

Tägliche angstmachende Meldungen unterstützten die Tolerierung der politischen Linie. War angesichts der guten Erfahrung aus dem ersten Lockdown nicht der Versuch gerechtfertigt, auf Einsicht und Kooperationsbereitschaft zu vertrauen? Sind wir Deutschen so viel unvernünftiger als die Schweden? Brauchten wir unbedingt das Angstschüren laut der Regieanweisung aus dem Papier des Innenministeriums?

Das Konzept der Politik hatte die Bevölkerung gespalten. Unter dem Eindruck einer scheinbar allein durch Impfung abzuwendenden nationalen Gefährdungssituation erschienen Abwägungen, Differenzierungen, Alternativen und Kritik gemäß der politischen Sprachregelung und den Kommentaren der Mainstream-Medien fast als eine Art Hochverrat, zumindest als der „Querdenkerei" verdächtig. Verschiedene Standpunkte gerieten schnell in unversöhnliche Gegnerschaft. Wer die allgemeine Angst in dieser Form nicht teilte, landete ungeprüft in Schubladen von Verharmlosung oder Pandemieverleugnung. Aufflammende Proteste stießen auf breites Unverständnis und verhärteten die konträren Standpunkte. Der Großteil der Bevölkerung versammelte sich aus Schutzbedürfnis angesichts der bedrohlichen Nachrichten hinter der Regierungslinie. Der Gemeinschaftsgeist, der die Bevölkerung beim ersten Lockdown noch einte, zerbrach. In den publizistischen Reflexionen der Konflikte entstanden zunehmend Schwarz-Weiß-Bilder. Diskreditierung ersetzte den echten Diskurs. Waren das nicht Entwicklungen, die man bisher nur aus undemokratischen Ländern kannte?

Die drei Sorten der Angst

Unterschiedliche, jedoch jeweils massive Ängste der Menschen prallen im Verlauf der Geschehnisse oft unversöhnlich aufeinander und verhindern das gegenseitige Verständnis. Angst mobilisiert Stresshormone, welche eigentlich die Funktion haben, blitzartiges Handeln in Situationen zu ermöglichen, in denen der Verstand allein zu langsam reagiert. Wird die Angst allerdings zum Dauerzustand, entfalten die Hormone negative Wirkungen auf die Kreislauf- und Immunsysteme. Im Widerstreit zwischen Emotionen und Ratio unterliegt dabei leicht der Verstand. *Angstkranke kennen dies: Selbst beruhigende Tatsachen lösen den Zustand nicht wirklich auf. Denn Angst glaubt nur sich selbst.*

Unter der Angst vor dem Virus und seiner potenziell todbringenden Wirkung litten am stärksten diejenigen, die entweder selbst befürchten müssen, davon betroffen zu sein, oder Angehörige hatten, die besonders gefährdet waren. Sie empfanden eine Lockerung im „Social Distancing" als bedrohlich und unsozial und ein diesbezüglich legeres Verhalten oft als persönlichen Angriff. Sorgen bereiteten auch vielen die Berichte über gefährliche Virusmutationen und anhaltende Post-COVID-Beschwerden. Infektionsgefahren lösen nicht selten geradezu archaische Ängste aus, wie ein unsichtbarer Feind, vor dem man sich schwer schützen kann. Das gilt besonders in einer Umwelt, die sich gegen alle Unwägbarkeiten abzusichern gewohnt ist.

Die Folgen des Lockdowns schufen jedoch eine weitere Gruppe. Diese befürchten den sozialen Abstieg oder den Verlust einer identitätsstiftenden Tätigkeit. Sie steht bei ganz unterschiedlichen Gruppen im Vordergrund. Mittelständische Firmen, selbstständige Unternehmer, Soloselbstständige und Kunstschaffende, aber auch Kinder, Schüler, Auszubildende und Studenten. Bei vielen von ihnen macht sich eher eine resigniert-deprimierte Stimmung breit.

Eine dritte Sorte Angst betrifft die möglichen politischen Folgewirkungen des eingeschlagenen Kurses in der Pandemiebewältigung. Die Angst vor der Transformation des gesellschaftlichen Lebens als Folge von Dauer-Lockdowns, welche anhaltend zu allgemein größerer sozialer Distanz führen könnte. Während der Versandhandel und die global agierenden Riesen der Digitaltechnologie und der Pharmaindustrie begünstigt wären, sehen Menschen mit dieser Angst das bunte gesellschaftliche Leben, die persönlichen Freiheiten und die Selbstbestimmung gefährdet. Sie fürchten, die Verschuldung durch Wirtschaftsausfälle und staatliche Kompensationsleistungen würde über lange Zeit die sozialen Spielräume einengen. Auch eine weitere Umverteilung des Vermögens zulasten der Ärmeren über eine Inflation wird für möglich gehalten. Große Sorgen bestehen ebenfalls dahingehend, dass die Kontrolle der Maßnahmen Datenaggregation und Künstliche Intelligenz in falsche Hände spielen kann. Letztlich könnten so die demokratischen Grundfesten ausgehöhlt werden und längerfristig zu Verhältnissen analog der chinesischen Kontrolle des Soziallebens führen. Hinzu kam die Angst vor einem Verlust der Selbstbestimmung über die eigene Gesundheit, wenn eine direkte oder indirekte Impfverpflichtung angesprochen wurde. Wer diese Entwicklungen fürchtet, sorgt sich nicht nur um die eigene Zukunft, sondern oft auch um die seiner Nachkommen. Manche vermuten global wirksame Allianzen hinter diesen Veränderungen.

Alle drei Sorten von Ängsten können in einer Person auch gemeinsam auftreten. Meist überwiegt jedoch ein Anteil, wobei es schicht- und altersbedingte Unterschiede gibt. Je älter und finanziell gesicherter jemand ist, desto mehr neigt er gewöhnlich zur ersten Angst-Gruppe, die vor allem den Virus selbst fürchtet. Je jünger oder finanziell und sozial ungesicherter jemand ist, desto mehr schrecken ihn die anderen beiden Angstgründe.

Positionskämpfe

Im Dezember 2020 überschlugen sich die Warnungen geradezu. Ein begrenzter Lockdown wurde als letzter Kraftakt der Einschränkung vor den ersehnten Impfungen kommuniziert. Niemand hätte sich zu der Zeit vorstellen können, dass das eingefrorene Leben noch ein halbes Jahr länger dauern werde. Die schnelle Rettung durch die Impfungen erwies sich bald als Illusion. Nun folgten neue Angst-Szenarien mit Blick auf die Mutationen, die nicht nur ansteckender, sondern angeblich noch viel schlimmer seien und nun vermehrt Jüngere träfen. In der Medienberichterstattung schälten sich zwei konträre Positionen heraus. *Der Vorwurf der Verleugnung oder Verharmlosung der Virusgefahr stand dem der Dramatisierung und der Panikmache gegenüber. Beide Seiten bezogen sich auf unterschiedliche Experten.*

Die Position der Regierungslinie ist schon angeklungen: Die Corona-Pandemie ist hoch gesundheits- und lebensgefährdend. Die Infektionsübertragung muss mit allen Mitteln auf niedrigstem Niveau gehalten werden, bis Impfungen in ausreichendem Maße vorhanden sind. Nur mit ihrer Hilfe könne eine „Herdenimmunität", also eine weitreichende Immunität in der Bevölkerung erreicht werden. Das Virus habe dann keine Chance mehr, sich zu verbreiten, und daraufhin könne das normale Leben weitergeführt werden. Bis dieses erreicht sei, müssten die hohen Kollateralschäden in der Wirtschaft und im Sozialleben sowie die Einschränkungen der Grundrechte in Kauf genommen werden. Als Berater für die wissenschaftliche Basis dieser Auffassung fungierten im Wesentlichen zwei Personen. An erster Stelle Professor Christian Drosten, Lehrstuhlinhaber und Institutsdirektor an der Charité in Berlin und zugleich Direktor des Fachbereichs Virologie von Labor Berlin, des größten Krankenhauslabors Europas. Der vom NDR produzierte Podcast Coronavirus-Update mit Professor Drosten startete bereits am 26. Februar 2020 und geht beim Verfassen dieses Buches in seine 95. Folge. Mittlerweile wechselt der Gesprächspartner der Redakteurinnen zweiwöchentlich zwischen Christian Drosten und Sandra Ciesek, Direktorin des Instituts für medizinische Virologie am Universitätsklinikum Frankfurt, ab. Der zweite wichtige Protagonist in der Fürsprache der Regierungsposition ist Karl Lauterbach, Gesundheitsökonom, seit 2005 in der SPD und seit 1998 Direktor des von ihm initiierten Instituts für Gesundheitsökonomie und Klinische Epidemiologie (IGKE) der medizinischen Fakultät der Universität zu Köln. Unterstützt wurde die mediale Präsenz der beiden durch den Präsidenten des Robert-Koch-Instituts, Prof. Lothar Wieler.

Die zweite Position steht der ersten nahezu diametral entgegen. Sie geht davon aus, dass das aktuelle Corona-Virus kaum gefährlicher als das Grippevirus sei. Durch frühere Kontakte mit vorangegangenen Corona-Varianten gäbe es in der Bevölkerung bereits eine Teilimmunität, welche die Krankheitsgefahr verringern würde. Gefährdet wären nur die Alten und Immungeschwächten, die zu schützen seien. Ansonsten brauche man weder Maskenschutz noch Lockdowns und solle dem Infektionsgeschehen freien Lauf lassen. So entstünde in kurzer Zeit eine natürlich erworbene Herdenimmunität, die im zweiten Schritt eine nennenswerte Virusübertragbarkeit verhindere. Diese Position vertreten u. a. Prof. Dr. Sucharit Bhakdi, Facharzt für Mikrobiologie und Infektionsepidemiologie, der bis zu seinem Ruhestand Professor an der Johannes-Gutenberg-Universität Mainz und Leiter des dortigen Instituts für Medizinische Mikrobiologie und Hygiene war. Als zweiter Befürworter dieser Ansicht rückte schon früh der deutsche Mediziner und SPD-Politiker Wolfgang Wodarg in die öffentliche Diskussion. Wodarg war viele Jahre Mitglied des Deutschen Bundestages und der Parlamentarischen Versammlung des Europarates für Fragen der Sicherheit, Medizin und Gesundheit. Außerdem war er in den Jahren 2009 und 2010 Initiator der Untersuchungen des Europarates zur Rolle der Impfstoff-Hersteller und der WHO während der Pandemie H1N1, der sogenannten Schweinegrippe.

Wodarg und Bhakdi stießen wegen ihrer Äußerungen zur COVID-19-Pandemie in Deutschland auf heftige Kritik, vor allem in den Mainstream-Medien. Auf die Position der beiden bezogen sich in der Folge die frühen Kritiker der Regierungslinie.

Die Hintergründe der streitenden Akteure

Ein wichtiger Hintergrund des Positionsstreits lässt sich gut an den Personen Lauterbach und Wodarg erläutern. Beide Politiker waren oder sind in wichtigen Gremien für Gesundheitsthemen der SPD tätig oder tätig gewesen. Beide werden eher dem linken Spektrum zugerechnet.

Lauterbach hatte Gesundheitsökonomie an der Harvard School of Public Health studiert und wurde Privatdozent an der Universitätsklinik Köln. Dort gründete er das bereits erwähnte Institut für Gesundheitsökonomie und Klinische Epidemiologie, dessen Direktor er wurde. Er verfügt jedoch weder über eine klassische Ausbildung als Epidemiologe, noch hatte er bisher infektionsepidemiologische Erfahrungen sammeln können. Seine Publikationen betreffen im Wesentlichen gesundheitsökonomische Fragen. 2005 wurde er Mitglied des Bundestages und war bis Herbst 2019 stellvertretender Vorsitzender der SPD-Bundestagsfraktion.

Wolfgang Wodarg studierte Medizin und Sozialpädagogik und besitzt die Facharztqualifikationen für Innere Krankheiten – Pneumologie, für Hygiene – Umweltmedizin und für Öffentliches Gesundheitswesen – Sozialmedizin. Er arbeitete als Amtsarzt und in der Umweltmedizin. 1991 erhielt er ein Stipendium für Epidemiologie und Gesundheitsökonomie an der Johns-Hopkins-Universität in Baltimore, USA. Politisch positionierte er sich in der eigenen Partei gegen das GKV-Wettbewerbsstärkungsgesetz (GKV-WSG) der Gesundheitsministerin seiner Partei SPD, Ulla Schmidt.

Beim letzten Punkt deuten sich entscheidende Unterschiede in den Grundhaltungen von Lauterbach und Wodarg an. Wodarg hat eine äußerst kritische Haltung den Pharma-Giganten gegenüber. Die von ihm initiierten Untersuchungen des Europarates zur Rolle der Impfstoff-Hersteller und der WHO während der Schweinegrippe-Pandemie 2009 und 2010 konnten belegen, wie durch Absatzgarantien von Impfstoffen und unwirksamen Grippemedikamenten ungerechtfertigt hohe Gewinne der Industrie eingefahren wurden. Seit 2011 war er Mitglied des Vorstandes von Transparency International Deutschland und zog sich 2020 im Dissens über die Corona-Pandemie aus dieser Funktion zurück. Zur Unabhängigkeit der Impfkommission STIKO beim Bundesgesundheitsministerium kritisierte Wodarg in einem Interview beispielsweise Folgendes:

„Ich glaube, das ist nicht unabhängig genug, und wir haben sowieso relativ wenig unabhängige Forschung einerseits, weil das industriefinanzierte Forschung ist. In der gesamten Pharmabranche wird ja überwiegend absatzorientiert geforscht und nicht bedarfsgerecht geforscht, sonst gäbe es zum Beispiel viel mehr Mittel gegen die wichtige Tuberkulose, da ist ja seit 30 Jahren nichts Neues geschaffen worden, da kann man kein Geld verdienen. Aber Viagra ist erfunden worden, der Haarausfall wird als schwierige Krankheit jetzt pharmakologisch näher betrachtet, da kann man nämlich viel verdienen, und ähnliche Dinge werden erfunden. Es werden Krankheiten erfunden, und die Schweinegrippe ist auch so eine Konstruktion, die zu mehr Umsatz führen soll." [8]

Karl Lauterbach hingegen betrachtet die extremen Kostensteigerungen durch den innovativen Pharmabereich, die jährlich vom Wissenschaftlichen Institut der AOK (WIdO) und unabhängigen Experten wie dem Vorsitzenden der Arzneimittelkommission der deutschen Ärzteschaft, Prof. W.-D. Ludwig, scharf kritisiert werden, als unproblematisch. Dazu äußerte er sich in einem Interview so:

„Das Bruttoinlandsprodukt wird mit den Kosten nicht Schritt halten. Deswegen werden wir anteilig immer mehr für Gesundheit ausgeben. Die Finanzierung des Gesundheitssystems wird uns von allen Sozialsystemen am meisten fordern. Dagegen verblassen die Herausforderungen in der Renten- und Arbeitslosenversicherung. [...] Wir werden immer für jeden alles möglich machen. Und das können wir – wenn wir die höheren Lasten auf breitere Schultern umverteilen. Unser Ziel muss sein, unabhängig vom Einkommen alles medizinisch Notwendige aus Solidarmitteln zu bezahlen. Wir werden im Gesundheitssystem nicht rationieren – selbst da nicht, wo es andere Länder schon tun." [9]

Lauterbach vertritt die Auffassung, die Vermeidung von gesundheitlich schädlichem Lebensstil und die Verbreiterung der Einnahmebasis durch eine Bürgerversicherung könnten alle Kostensteigerungen auffangen und das System davor schützen, finanziell überfordert zu werden.

Auf den Punkt gebracht: Wodarg will das Gebaren der Pharmagiganten begrenzen, weil es das Gesundheitssystem zu überfordern und auszubeuten droht. Damit teilt er die Bedenken, welche u. a. vom Vorsitzenden der Deutschen Arzneimittelkommission, Prof. W.-D. Ludwig, geäußert und durch die alljährlichen Berichte des Wissenschaftlichen Instituts der AOK über den Arzneimittelmarkt bestätigt werden. Aus Lauterbachs Sicht können und müssen alle Kostensteigerungen einer Innovationsdynamik abgefangen werden. Er vertraut ganz auf den Fortschritt durch die innovativen Pharmakonzerne und sieht dabei keine Finanzierungsprobleme. Aus dieser Perspektive wird sein uneingeschränktes Eintreten für die neuen gentechnologischen Impfstofftechnologien noch verständlicher.

Zwischen den Polen: ungehörte Wissenschaftler

Zwischen den beiden genannten Polen gab es durchaus Gruppen von glaubwürdigen und gut fundiert argumentierenden Wissenschaftlern und Experten, die einen Weg abseits der Spaltung suchten. Exemplarisch dafür standen während des gesamten Verlaufs der Pandemie zwei Expertengruppen, die vergeblich ihre Unterstützung der Politik angeboten hatten. Die erste ist die um Prof. Dr. med. Matthias Schrappe. Der Internist war Ärztlicher Direktor des Marburger Universitätsklinikums, seit 2005 Mitglied im Sachverständigenrat zur Begutachtung der Entwicklung im Gesundheitswesen und bis 2011 dessen stellvertretender Vorsitzender. Er hatte sich laut Wikipedia besonders mit den Themen Qualitätsmanagement, Evidence-based Medicine, Patientensicherheit und Risikomanagement beschäftigt. Seit den Sommermonaten 2020 kommentierte die Expertengruppe in Positionspapieren die Pandemie aufgrund ihrer Untersuchungen und unterbreitete konstruktive Vorschläge. Zu ihr gehörten Persönlichkeiten der wissenschaftlichen Crème de la Crème der deutschen Gesundheitspolitik:

- Hedwig François-Kettner, Pflege-Managerin und Beraterin, ehemalige Vorsitzende des Aktionsbündnisses Patientensicherheit in Berlin.
- Dr. med. Matthias Gruhl, Arzt für Öffentliches Gesundheitswesen und für Allgemeinmedizin, Staatsrat a. D. in Bremen.
- Prof. Dr. jur. Dieter Hart, Institut für Informations-, Gesundheits- und Medizinrecht an der Universität Bremen.
- Franz Knieps, Jurist und Vorstand des Krankenkassenverbands, Mitarbeiter im Gesundheitsministerium unter Ulla Schmidt und früherer Berater von Angela Merkel.
- Prof. Dr. rer. pol. Philip Manow, SOCIUM Forschungszentrum Ungleichheit und Sozialpolitik an der Universität Bremen.
- Prof. Dr. phil. Holger Pfaff, Zentrum für Ver-

sorgungsforschung an der Universität Köln und ehemaliger Vorsitzender des Expertenbeirats des Innovationsfonds.

- Prof. Dr. med. Klaus Püschel, Institut für Rechtsmedizin am Universitätsklinikum Hamburg-Eppendorf.
- Prof. Dr. rer. nat. Gerd Glaeske, SOCIUM Public Health an der Universität Bremen und ehemaliges Mitglied im Sachverständigenrat Gesundheit.

In ihrem 7. Positionspapier Ende Dezember 2020 kritisieren die Autoren dieser Gruppe die bisherige Pandemiepolitik. Da das Skript von Wissenschaftlern und Experten verschiedener medizinischer und gesellschaftlicher Bereiche verfasst wurde, nehmen die zitierten Passagen einen umfangreichen Raum ein, den zu kürzen mir schwerfiel:

„SARS-CoV-2/COVID-Epidemie hat sich, zumindest in Deutschland, zu einer handfesten Krise ausgewachsen, die Konsequenzen gravierender politischer Fehlentscheidungen werden offenbar. Obwohl von Anfang an klar erkennbar war, dass es sich um eine ‚Epidemie der Alten‘ handelt und man alle Zeit gehabt hätte, sich mit gut zugeschnittenen Präventionsprogrammen auf Herbst und Winter vorzubereiten (und die Intensivkapazitäten zu sichern), ist nichts geschehen – außer einer sich perpetuierenden Aneinanderreihung von Lockdowns.

Es kommt hinzu, dass die bislang von der politischen Führung präferierte allgemeine Präventionsstrategie nicht zu einem Erfolg geführt hat: Die Lockdown-Politik ist gerade für die vulnerablen Gruppen wirkungslos.

Die Defizite in der spezifischen Prävention machten sich bislang vor allem im Bereich der Pflegeheime bemerkbar. Am 5. Januar 2021 waren allein in den Pflegeheimen kumulativ 10.149 COVID-19-assoziierte Todesfälle aufgetreten, entsprechend 28 % aller CO-VID-19-Todesfälle in Deutschland (n = 36.537 Todesfälle).

[...]

Es besteht die paradoxe Situation, dass eine mit hohen gesellschaftlichen Kosten verbundene Lockdown-Politik durchgesetzt wird, ohne andere Optionen in Betracht zu ziehen und über einen dringend notwendigen Strategiewechsel überhaupt nur nachzudenken, obwohl die am stärksten Betroffenen, die höheren Altersgruppen und Pflegeheimbewohner/Innen, durch einen Lockdown nicht geschützt werden." [10]

Die entscheidenden Aussagen dieser Experten und Wissenschaftler lauten:

Die Verantwortlichkeit für die Sterblichkeitsrate der über 70-Jährigen von 31.402 COVID-19-bedingten Toten Ende 2020 bei einer Gesamtsterblichkeit von 35.452 Personen war nicht allein in der Biologie eines Erregers

begründet, sondern vor allem in der Verantwortung der
politisch Handelnden.

Demnach sind in ganz Deutschland nur ca. 2.000 Menschen in den Altersgruppen 0 bis 70 Jahre an COVID-19 gestorben. Die Sterblichkeit für die unter 40-Jährigen lag nach den Berechnungen zwischen 0,002 und 0,09 Prozent. Einschränkend heißt es im Positionspapier:

„Bevor wieder Einzelfallberichte vorgetragen werden, die das Gegenteil beweisen sollen: natürlich gibt es auch Todesfälle und schwere Krankheitsverläufe unter den Jüngeren, aber in der Abwägung in einer epidemischen Situation, in der guter Rat extrem teuer ist, muss es Grundlage des Handelns sein, dort anzusetzen, wo das Problem – mit Abstand! – am größten ist." [11]

Aus dieser Analyse heraus betrachtet die Autorengruppe die Impfung in erster Linie als Präventionsmaßnahme für die gefährdete Altersgruppe. Ihnen geht es gerade um den Erfolg der Impfung:

„Auch eine wirksame Impfung muss im Alltag einer Impfkampagne bestehen und umgesetzt werden. Gerade die erste Phase der Impfkampagne, nämlich die anspruchsvolle Organisation der Impfung von Hochaltrigen, wird prägend für den weiteren Verlauf der Kampagne sein. Deshalb sind Sorgfalt, gute Information und genügend Zeit anfangs wichtiger als hohe oder gar falsche zeitliche Erwartung.

[...]

Eine bevölkerungsprotektive Wirkung (Gemeinschaftsschutz) ist bis heute nicht gesichert und sollte von daher nicht als Motivation für die Impfung öffentlich betont werden. Es geht insofern um die Schutzwirkung des Einzelnen, (noch) nicht um den der Gesellschaft." [12]

Die Infektionsinzidenz hat nach den genannten Analysen nur wenig mit der Todesrate zu tun. Die Experten rechnen überschlägig:

„Eine überschlägige Skizzierung erbringt den klaren Befund, dass die Impfung der Hochrisikogruppen kurz-mittelfristig zu einer Reduzierung der Mortalität und Morbidität, aber nicht der Melderaten führen wird: bei Annahme einer hohen Wirksamkeit der Impfung auf die Rate der Infektionen (die Zulassungsstudien beziehen sich nur auf die symptomatischen Verläufe bei bereits Infizierten) werden in der ersten Märzwoche nur rund 20.000 von insgesamt 150.000 gemeldeten Infektionen (13 %), aber in den Alterskohorten über 80 Jahre 3.200 von 4.700 Sterbefällen (68 %) verhindert. Dies stellt ein weiteres Argument dafür dar, die Melderate und die daraus abgeleiteten Grenzwerte in den Begründungsszenarien der politischen Führung zu relativieren. [...]

In Zeiten komplexer Gefahren, starker Verunsiche-rungen und hoher Dynamik – wie sie durch die Co-rona-Pandemie gegeben ist – sind Menschen versucht, nach einfachen und schnellen Lösungen zu greifen. Sie vermeiden komplizierte und langwierige Diskussionen über die richtigen Ziele und Wege. Statt auf den Wett-streit der Argumente und Problemlösungen zu setzen, werden zurzeit, oft unbewusst, archaische Mechanis-men aktiviert. Es kommt zur Gruppenbildung und zum Gruppendenken. Dadurch besteht die Gefahr, dass relativ geschlossene Gemeinschaften entstehen, die sich voneinander abgrenzen und sich polar gegen-überstehen. Diese Tendenz zur Polarisierung erschwert den dringend notwendigen Diskurs über gute Lösun-gen des Corona-Problems, ist fehleranfällig und scha-det der Idee der offenen Gesellschaft.

[…]

Wir haben es in Deutschland und in anderen Län-dern mit einer problematischen Störung des gesell-schaftlichen Diskurses zu tun.

[…]

In der gesellschaftlichen Debatte über die Corona-Politik wird die Tendenz sichtbar, der einen Seite ex-klusiv Vernunft und wissenschaftliche Fundierung zuzusprechen, der anderen Seite hingegen Unvernunft und den Hang zur Verschwörungstheorie. Die dabei ins Spiel kommende Vorstellung von Wissenschaft als geschlossene Faktenordnung mit direkt ableitbaren Handlungsanweisungen ruht auf einem szientistischen (und solutionistischen) Missverständnis dessen, was Wissenschaft darstellt – es ist nämlich das konstitutive Prinzip des systematischen Zweifels, das Wissenschaft als plurales Wissensregime ausmacht.

[...]

In praxi hat diese Einengung und Störung des Diskurses zu einer Einengung der Problemlösungen und zur Eindimensionalität des Vorgehens geführt, ein schwerwiegender Mangel, gerade im Hinblick auf die Problemlösungskompetenz, die wir heute zur Bewältigung der Corona-Krise und speziell zur erfolgreichen Durchführung einer Impfkampagne dringend brauchen.

[...]

Die ‚Thesenpapiere-Autorengruppe' arbeitet ehrenamtlich seit nunmehr 10 Monaten. Zu den Gründungsüberzeugungen gehört die interdisziplinäre und multiprofessionelle Aufstellung, die Ansicht, dass Epidemien nicht allein aus medizinischer bzw. naturwissenschaftlicher Perspektive zu verstehen und zu kontrollieren sind, und dass die notwendigen Interventionen nur im Sonderfall aus Ein-Punkt-Maßnahmen bestehen, im Regelfall jedoch mehrere optimal aufeinander abgestimmte Interventionen umfassen müssen.

[...]

Es existieren zahlreiche Indizien dafür, dass das eigentliche Ziel des politischen Handelns nicht abschließend geklärt ist oder man sogar im Grunde immer noch von einer Eradikation (Auslöschung) der

Epidemie ausgeht, einer Ansicht, der man fachlich-wissenschaftlich nicht folgen kann." [13]

Auch in einer zweiten Gruppe mit der Bezeichnung Coronastrategie befinden sich renommierte und ausgewiesene Experten verschiedener Bereiche. Diese sind:

- Prof. Dr. Klaus Stöhr, Coordinator.
- Prof. Dr. Reinhard Berner, Deutsche Gesellschaft für Kinder und Jugendmedizin.
- Prof. Dr. Arne Simon, Deutsche Gesellschaft für pädiatrische Infektiologie.
- Prof. Dr. Gerd Antes, Medizinstatistiker.
- Prof. Dr. Rene Gottschalk, Gesundheitsamt Frankfurt.
- Prof. Dr. Ursel Heudorf, MRE-Netzwerk, Rhein-Main.
- Prof. Dr. Jonas Schmidt-Chanasit, Universität Hamburg.

Der bereits aus der ersten Gruppe bekannte Prof. Dr. Matthias Schrappe gehört dieser Initiative ebenfalls an.

Der Koordinator von Coronastrategie, Professor Klaus Stöhr, ist ein deutscher Virologe und Epidemiologe. Er war Leiter des Globalen Influenzaprogramms und während des ersten SARS-Ausbruchs Forschungskoordinator der Weltgesundheitsorganisation (WHO) gewesen. Damit gehört Prof. Stöhr zu den Experten, die weltweit über die größte Erfahrung mit Pandemiegeschehen überhaupt und speziell auch mit SARS-Infektionen besitzt. In einem Positionspapier geben die Wissenschaftler und Experten ständig aktualisierte Arbeitsergebnisse zur COVID-19-Bekämpfungsstrategie und zur Entscheidungsfindung bekannt. Ihre aktuelle Position zum Zeitpunkt Ende März 2021 lautet:

„Eine ausschließliche Ausrichtung auf die gesundheitlichen Schäden durch SARS-CoV-2 wäre für alle sicherlich die Präferenz. Es ist aber die Verantwortung der Politik, eine tragfähige und durchhaltbare Bekämpfungsstrategie im besseren Kompromiss zwischen den gesundheitlichen Auswirkungen einer Erkrankung, den Kollateralschäden für andere Gesundheitsbereiche, für die Gesellschaft und den Einzelnen durch die verordneten Maßnahmen, die wirtschaftlichen Effekte und notwendigen freiheitlichen Einschränkungen zu finden.

Angesichts der Aufwendungen für die Pandemiebekämpfung im Vergleich zu anderen Gesundheitsproblemen müssen die Fragen nach der Verhältnismäßigkeit der Bekämpfungsmaßnahmen beantwortet und gesamtgesellschaftlichen einschließlich gesundheitsökonomischer Bewertungen unterzogen werden. Die Bundesregierung muss einen Prozess der breiten Einbeziehung fachlicher Kompetenzen in die Entscheidungsvorbereitung zum Risikomanagement etablieren. Politische Entscheidungen auf der Grundlage der Risikobewertung von einzelnen Vertretern weniger Fachgebiete sind unzureichend und haben zur Polarisierung in der Pandemiebekämpfung beigetragen.

Besprechungen nur mit einzelnen Wissenschaftlern aus Spezialdisziplinen genügen nicht, ergebnisoffen Präventions- und Kontrolloptionen zu erarbeiten und ihre Vor- und Nachteile abzuwägen. Es existiert zu wenig oder kein Platz für den wissenschaftlichen Diskurs im Vorfeld der Entscheidungsfindung. Wesentliche Bereiche der Gesellschaft sind nicht vertreten. Es herrscht der Eindruck, dass Positionen, die nicht zum fest geprägten Standpunkt der Entscheidungsträger passen, nicht berücksichtigt werden, auch wenn sie die Entscheidungsfindung schärfen und die Suche nach der besten Lösung befördern können. Ein offener Diskurs mit allen wesentlichen Fachbereichen ist aber entscheidend zur Überwindung der Krise.

Ein unabhängiges Expertengremium fehlt, das Risikoeinschätzungen für die Bundesregierung oder -institute vornimmt, z. B. der SARS-CoV-2-Varianten, Kitas/ Schulen. Deren Aufgabe muss es sein, Empfehlungen nach einem strukturierten Prozess der Risikoabschätzung für die Politik zu geben.

Konkret für die Entwicklung der Stufenpläne bedeutet das jetzt, dringend den Beitrag von bestimmten Lebensbereichen für Infektionen von Risikopersonen und in stationären Einrichtungen zu evaluieren. Priorität haben hier: Kitas, Grundschulen und der Einzelhandel. Einzelmeinungen, derzeit von einzelnen Experten vorgetragen, erfüllen nicht annähernd die Anforderungen an eine strukturierte Risikoregulierung und genügen nicht, um die breite Wissenskompetenz, die Meinungsvielfalt und die Komplexität der Risikoregulierung zu COVID-19 abzubilden.

Langfristig wird eine nationale Kommission benötigt, die ähnlich wie die ständige Impfkommission oder die Kommission für Krankenhaushygiene und Infektionsprävention die Bundesregierung in einem strukturierten Prozess und im vollen Bewusstsein ihrer gesamtgesellschaftlichen Verantwortung in den Fragen der Risikobewertung und -regulierung berät." [14]

Klaus Stöhr plädierte stets für etwas mehr Öffnung der Beschränkungen und für das Zulassen von höheren Infektionsinzidenzen, ohne einer Sorglosigkeit das Wort zu reden. Er verwies dabei auf das Vorgehen in vielen Nachbarländern.

Ein weiterer Wissenschaftler, der sich intensiv mit der Corona-Pandemie auseinandersetzte und vor allem durch die Heinsberg-Studie bekannt wurde, ist der Bonner Virologe Hendrik Streeck. Auch er gehört zu denen, die moderate Lockerungen für verantwortbar halten. Laut der Frankfurter Allgemeinen Zeitung ist Streeck zum Feindbild vieler Lockdown-Befürworter geworden. In einem Interview klagt er über Politiker, die sich hinter der Wissenschaft verstecken, und das Fehlen von Diskussionen in den relevanten Gremien. [15]

Es gab also neben den ausgewählten Wissenschaftlern, welche die Bundesregierung zur Bestätigung ihrer strikten Lockdown-Politik ins Feld führte, zahlreiche Stimmen exzellenter Experten, die schon früh den Schutz der Alten und Gefährdeten forderten, mehr Abwägung von Folgeschäden anmahnten und für die Toleranz einer moderaten Steigerung der Infektionsinzidenz eintraten. Doch auch diese Wissenschaftler wurden konsequent aus der politischen Beratung ausgeschlossen und im öffentlichen Diskurs häufig angegriffen oder gleich ganz von ihm ausgeschlossen.

Die eigentliche Trennlinie verlief also nicht zwischen „wissenschaftlicher Ratio" und „Querdenker-Unvernunft", sondern vielmehr zwischen ausgewählter „regierungstreuer" Wissenschaft und breitem wissenschaftlichem Diskurs.

Politische Weichenstellungen in der Corona-Pandemie. Die zweite Weiche: Moralverwirrung und Verrat am Hippokratischen Eid

Ethik als Kampfbegriff

Ethik ist der moralische Kompass unserer Gemeinschaft. Sie ist nur teilweise formell zu fassen, sie lebt vor allem informell, wandelt sich allmählich mit geistigen Zeitströmungen und wird dazu in der Medizin besonders durch neue technologische Möglichkeiten zur Neubestimmung herausgefordert. Deutschland hat dafür sogar eine Kommission etabliert. Sie ist immer ein sensibles Thema, weil es dabei um schwierige Abwägungen geht, bei der nicht nur unterschiedliche Interessen, sondern auch Benachteiligungen eine Rolle spielen können.

In den Debatten der Pandemie wurden ethische Standpunkte nicht selten als Keule gegen Andersdenkende benutzt. Während man zu Beginn der Pandemie den selbstlosen Einsatz der „Systemrelevanten", also der Krankenschwestern und Pfleger, der Verkäuferinnen und Verkäufer, der Ärztinnen und Ärzte, der Polizeibeamten und der Servicekräfte der Versorgungssysteme durch Klatschen von den Balkonen belohnte, konnten dieselben, wenn sie, wie einige von ihnen, sich später aus Sicherheitsbedenken nicht impfen lassen wollten, ethisch in Ungnade fallen und als Impfverweigerer gebrandmarkt werden. *Die Verrohung der*

Tonlage war ganz wesentlich eine Folge des verengten Regierungsmanagements. Statt alle relevanten Betroffenengruppen und eine breit aufgestellte Wissenschaft am Diskurs zu beteiligen, führte in einem unversöhnlichen Meinungsstreit ein doppelbödiges Moralisieren die Regie.

Die Berichterstattung rutschte sogar in bürgerlich-liberalen Medien in wüste Beschimpfungen ab, oftmals auf Stammtischniveau. Wolfram Henn, der auch Mitglied des Ethikrats der Bundesregierung ist, provozierte „Querdenker" in einem von der BILD veröffentlichten Schreiben, sie sollten dann bitte auch auf ihre Behandlungsansprüche im Fall einer COVID-19-Erkrankung verzichten. [16] Eine Jugendliche, die in naiver Weise Gemeinsamkeiten zwischen der aktuellen politischen Situation und dem nationalsozialistischen Totalitarismus herausstellte, erlangte bundesweite mediale Bekanntheit durch einen darauffolgenden Sturm der Entrüstung über die mangelnden geschichtlichen Kenntnisse der heutigen Schülergeneration. Arbeitgeber wurden dafür gelobt, dass sie nicht geimpfte Angestellte entlassen. Eltern, die Bedenken hatten, ihre Kinder wegen möglicher Nebenwirkungen der neuen, schnell entwickelten Impfstoffe gegen COVID-19 zu impfen, wurden als generelle, verantwortungslose Impfgegner hingestellt. *Eine neue Klasse von moralischer Minderwertigkeit geisterte durch die Meinungsspalten: Esoteriker, Impfgegner, Anthroposophen, Homöopathen und Heilpraktiker, die angeblich eine Gegenbewegung*

zur Moderne verkörperten und die eine Wissenschafts-
feindlichkeit verbinde. Einige Artikel unterstellten den
Genannten sogar eine Nähe zum Rechtsradikalismus.
Der Tagesspiegel beispielsweise bediente ein solches
Klischee im September 2020 gleich mit zwei groß auf-
gemachten Beiträgen, die in Bezug auf Corona solche
vom Mainstream abweichenden Lebenshaltungen dis-
kreditierten. [17] [18]

Die allgemeine Berichterstattung war kaum noch ein
Ort der Begegnung unterschiedlicher Ansichten. In
einer Art Panik-Orchester übertönte laute Schwarz-
Weiß-Malerei die notwendigen Differenzierungen und
Abwägungen.

Nicht wenige, die sich ob ihrer Haltung in anderen
Gesellschaftsthemen wie Genderfragen und Klimaschutz als liberal einschätzten, hatten plötzlich keine
Probleme damit, Teile aus der Mitte der Gesellschaft
wegen ihrer abweichenden Ansicht zur Pandemiebewältigung in einer aggressiven Manier herabzuset-
zen. Das Infragestellen der Politik wurde generell zur
„Querdenkerei" umgedeutet, die einem das Recht zu
geben schien, anderen moralische Minderwertigkeit zu
attestieren.

Der Tübinger Weg

Die Verwirrung in ethischen Fragen wurde besonders am Beispiel des grünen Tübinger Bürgermeisters Boris Palmer deutlich. Wegen einer aus dem Zusammenhang gerissenen Bemerkung erlebte er heftige Angriffe, die ihm sogar die Unterstützung seiner Partei entzogen. Palmer hatte in einem Interview mit dem Fernsehsender SAT.1 seine Forderung nach Lockerungen im öffentlichen Leben bekräftigt und das weltweite Herunterfahren der Wirtschaft als großen Fehler bezeichnet. Die Leitmedien kolportierten von Palmers Äußerungen im April 2020 vor allem einen einzigen Satz: „Ich sage es Ihnen mal ganz brutal: Wir retten in Deutschland möglicherweise Menschen, die in einem halben Jahr sowieso tot wären." Ob in der Süddeutschen oder dem Tagesspiegel, der Welt, dem Merkur, den Stuttgarter Nachrichten, dem Bayerischen Rundfunk, der ZEIT oder den Blättern der Funke Mediengruppe – überall führte man dem Publikum vor allem diese Überschrift vor Augen. Auf diese Weise wurde die Forderung nach Lockerungen Boris Palmers als Beispiel besonders „brutalen" Denkens hingestellt, als, wie es der Tagesspiegel nannte, skrupellose Menschenverachtung. [19] Im Kontext machte Palmer in dem Gespräch darauf aufmerksam, wie gerade der Lockdown dazu führe, dass die Schwächeren leiden. Er wies darauf hin, dass dieser einen Armutsschock und die weltweite Zerstörung der Wirtschaft verursache, wodurch nach

Einschätzung der Vereinten Nationen Millionen Kinder weltweit ums Leben kämen, während die besagten Menschen aufgrund ihres Alters und ihrer Vorerkrankungen in Kürze wahrscheinlich eines natürlichen Todes gestorben wären. Sein Bemühen, die schlimmen Wirkungen der Pandemie gegeneinander abzuwägen, trug ihm die Kritik ein, er bediene die rechte Ideologie, dass „nur Starke und Gesunde überleben dürften". Eine Entschuldigung Palmers, sich missverständlich ausgedrückt zu haben, konnte ihn nicht mehr aus der moralischen „Schmuddelecke" herausholen, selbst dadurch nicht, dass sein Tübinger Pandemie-Management deutschlandweit vorbildlich war.

Denn als einziger Verantwortungsträger ließ er als Oberbürgermeister dieser Stadt den älteren Menschen und Hochbetagten schon früh einen erhöhten Schutz zukommen. Pflegeeinrichtungen wurden beim Infektionsübertragungsschutz und bei der Hygiene besonders unterstützt und frühzeitig Schnelltests dafür eingesetzt. Senioren konnten zum gleichen Preis Taxis statt öffentlicher Verkehrsmittel nutzen. In den Supermärkten ließ Palmer für sie besondere Einkaufszeiten reservieren. *Hätte das ‚Tübinger Modell' auch anderswo Anwendung gefunden, wären dadurch viele tausend Leben mehr gerettet worden. Denn Tübingen hatte entgegen dem Bundestrend in Jahr 2020 überhaupt keine Übersterblichkeit zu verzeichnen!* [20]

Das Querdenker-Phänomen

Die Berliner Demonstrationen einer Initiative, die sich Querdenker-711 nennt, hatten im Herbst 2020 über 100.000 Menschen mitgetragen. Die Unterstützer der Demonstrationen gehörten angesichts ihrer Äußerungen und Inhalte zu jener Angstgruppe, die einschneidende nachteilige gesellschaftliche Wandlungen befürchtet. Auch wenn die Teilnehmer heterogen waren, bestand Einigkeit in der Ablehnung der Regierungslinie. Vielfach klangen Ängste vor Manipulationen der öffentlichen Meinung an, hinter denen globale Strippenzieher vermutet wurden. Besonders Bill Gates wurde als ein solcher verdächtigt. In ihrer Einschätzung der Pandemie-Problematik bezogen sie sich teilweise auf Wolfgang Wodarg und Sucharit Bhakdi. Das Corona-Virus wurde von den meisten als nicht gefährlicher als die Grippe betrachtet und der Umgang der Politik und Öffentlichkeit damit als bewusste Panikmache empfunden, hinter der sich Interessen der Großindustrien versteckten. Insbesondere befürchtete man eine anhaltende Beschneidung von Freiheitsrechten und einen möglichen Impfzwang. Mehrheitlich handelte es sich also um eine globalisierungs- und kapitalismuskritische Bewegung, welche eher der „linken" Linie des ehemaligen Transparency International-Mitglieds Wodarg entsprach.

Als sich bei der Großdemonstration in Berlin Reichsbürger und Rechtsradikale unter die Teilnehmer mischten und das polizeilich kaum geschützte Reichstagsgebäude, den heutigen Bundestag als Symbolort der deutschen Demokratie, zu stürmen versuchten, ging eine verständliche Empörung durch die Republik. Einige Organisatoren der Proteste und manche öffentlichkeitswirksamen Protagonisten ließen die notwendige scharfe Abgrenzung gegenüber extremistischen Bestrebungen auch tatsächlich vermissen. So kam etwa ans Licht, dass der Gründer der Initiative Querdenken-711, Michael Ballweg, sich Ende November 2020 auf der Suche „nach neuen Möglichkeiten und anderen Strategien" mit Peter Fitzek getroffen hatte, einem vorbestraften Reichsbürger, der dem selbst ernannten Königreich Deutschland als Peter der Erste, vorsteht. [21] [22]

Ebenso mischten sich einige Anhänger der aus den USA stammenden Bewegung Q-Anon unter die Querdenker. Diese sehen sich, befeuert durch angeblich authentische, anonyme Insider-Informationen aus dem Zentrum der Macht, im Kampf gegen eine „satanische Elite", einen „tiefen Staat", welcher die Welt im Geheimen beherrsche, organisierten Kindesmissbrauch betreibe, überall subtil seine Symbole streue und das (erfundene) Corona-Virus als Waffe verwende, um endgültig eine globale, neue Weltordnung zu errichten. Ihr großer, ebenfalls geheimer Verbündeter im Kampf gegen dieses reine Böse sei der politische Quereinsteiger Donald Trump, an dessen Rolle als Erlöserfigur in einem geheimen „Plan" einige weiterhin glauben. Das Magazin The Atlantic hat in einem hervorragenden Artikel die Funktionsweise dieser Bewegung als eine neue Religion oder Sekte herausgearbeitet. [23]

Solche schrillen Nischen innerhalb der von Querdenken organisierten Demonstrationen repräsentierten in keiner Weise die große Bewegung. Sie waren jedoch ein „gefundenes Fressen" für Medienberichte, welche Kritik an den Corona-Maßnahmen als Produkt kranker Gehirne erscheinen lassen wollten. Die Mehrheit der Demonstrierenden bestand damals eben nicht aus Fanatikern, sondern aus Menschen, die auf die Straße gingen, weil sie Sorge um die Gesellschaft hatten, um Existenzverlust, um das seelische Wohl ihrer Kinder oder um eine mögliche schrittweise Aufhebung ihrer Grundrechte. Manche ihrer Sorgen, wie eine indirekte Impfverpflichtung und eine Selektion der Grundrechte für Geimpfte, waren keine Hirngespinste, sondern, wie der Verlauf zeigt, nicht unberechtigt.

Die allgemeine Berichterstattung unterschied seit den ersten großen Demonstrationen kaum noch zwischen den traditionell gesehen eher „linken" Anliegen der eigentlichen Bewegung und den rechtsradikalen Trittbrettfahrern, sondern rückte sie insgesamt in die Ecke von „rechtslastigen" gefährlichen Spinnern. Meine Einschätzung dieser Protestbewegung wird durch diejenige des Bundeskriminalamts bestätigt, wie ein geleaktes Papier aus dem BKA zeigt. [24] Die behauptete Nähe zu rechtsradikalem Gedankengut entpuppte sich als geschickte und wirkmächtige Diffamierung des Widerstands gegen die offizielle Rezeption des Phänomens Pandemie. Der Begriff „Querdenker" an sich wurde zum Feindbild einer angstgeplagten Nation. Mit diesem Label ließen sich schnell und effizient sämtliche Andersdenkenden diskriminieren. Auf das Thema der Verschwörungserzählungen komme ich später noch einmal zu sprechen.

Die „Esoteriker"

Merkwürdigerweise wurde eine Bezeichnung, die über Jahrtausende als Ehrenname galt, zum modernen Spottbegriff, besonders im Zusammenhang mit der Pandemie. Viele mögen meinen, dass die Esoterik ihre Bedeutung verlor, als die Menschheit im 18. Jahrhundert langsam, aber sicher vom religiösen zum wissenschaftlichen Weltbild wechselte. Dem ist allerdings nicht so, denn zu Beginn der Aufklärung und zu Zeiten von Goethe und Humboldt waren Spiritualität und Wissenschaft noch keine Gegensätze. Wie ich es in meinem ersten Buch besprochen habe, kam diese Sicht erst mit dem Siegeszug des analytischen Denkens zum Ende des 19. Jahrhunderts auf. Darwins Evolutionstheorie markierte 1859 nicht nur das Ende des Vertrauens in die konstitutionellen Religionen, sondern auch das in eine höhere Sinnhaftigkeit und verhalf einer neuen Philosophie zum Durchbruch: das Sein als alleiniges Ergebnis der naturgesetzlichen Mechanik zu betrachten. Sie entstand zeitgleich mit der Industrialisierung und dem Kapitalismus.

Wenn heute Esoterik verächtlich gemacht wird, stehen weniger die bestehenden religiösen Institutionen im Visier. Gemeint ist eher eine Grundhaltung zum Leben, die auf eine höhere Weisheit vertraut, der eine für uns nicht begreifbare Sinnhaftigkeit zugrunde liege.

Glaubensinhalte lassen sich nicht diskutieren. Sie entwickeln sich im frühen familiären Kontext und formen sich weiter entlang der Haltung des sozialen Umfelds sowie der persönlichen Lebenserfahrungen. *Wenn spirituell eingestellte Menschen heute als „Esoteriker" verhöhnt werden, drückt das vielmehr aus, dass sich immer weniger Menschen eine Existenz von etwas außerhalb des Materiellen vorstellen können. Das ist ihr gutes Recht, doch darf eine verächtliche Haltung Andersdenkenden gegenüber sich als übereinstimmend mit dem Geist der Aufklärung verstehen?* Deren Ideale lagen schließlich gerade in der persönlichen Freiheit, dass jeder „nach seiner Fasson selig" werde …, und im steten, ergebnisoffenen Hinterfragen sämtlicher scheinbarer Gewissheiten.

Die neuerlichen Herabsetzungen und Angriffe auf Lebenseinstellungen, die von der strikt materialistischen abweichen, segeln zwar verbal oft unter dem Anspruch auf Wissenschaftlichkeit. Dieser kann aber für Glaubensinhalte niemals erhoben werden. Daher stellt auch sie eine Glaubenshaltung dar, welche eben darauf festgelegt ist, keine andere als die materielle Existenz anzuerkennen. Unsere moderne Lebensweise ist durch und durch kausal-faktisch strukturiert, was sich durch die Digitalisierung noch verstärkt hat. Diese Haltung lässt leicht außer Acht, dass viele lebenswichtige Impulse immer wieder gerade aus der Spiritualität kamen. Moralischer Widerstand in totalitären Staaten wie auch im Nationalsozialismus, die Umweltschutzbewegung, die biologische Landwirtschaft und sämtliche Nachhaltigkeitsforderungen überhaupt, keimten stets aus kleinen Gruppen, die eben nicht einer Zwecklogik folgten, sondern die eher ein spirituelles Bedürfnis nach Erhalt und Pflege der „Schöpfung" einte.

Der Kulturkampf um den „richtigen" Glauben spielt auch im Gesundheitswesen und bei der Pandemie eine wichtige Rolle. Für die strikt materiell orientierte Lebenseinstellung ist der Tod als endgültiges Ende des Ich ein besonders starkes Element der Furcht. Sie hat daher ein viel stärkeres Absicherungsbedürfnis und fühlt sich bei einer unerwarteten Krise, wie sie auch die Pandemie darstellt, stärker bedroht. Spirituell eingestellte Menschen sind meist weniger ängstlich, weil sie mehr Vertrauen in ihr Schicksal haben. Oft sind sie auch leidensfähiger, weil sie die wechselnden Umstände des Lebens besser annehmen können.

Stärkere Angst macht aber auch abhängiger, weil sie bereit ist, für Sicherheit jeden Preis zu zahlen. Deshalb akzeptiert die Gruppe der „Materialisten" die extremen Einschränkungen der Lockdowns und deren Kollateralschäden auch eher. Das macht sie andererseits aber auch zum idealen Objekt für Ausbeutung. Wenn auf diesem Weg die hohen Absicherungskosten irgendwann nicht mehr finanzierbar sind, kann ihre Lebenshaltung erst recht zum Lebensrisiko werden. „Spiritualisten" hingegen können das Werden und Vergehen leichter hinnehmen und suchen eher nachhaltige und damit auch kostenschonende Wege, insbesondere auch ihres Nachwuchses wegen. Deshalb fürchten sie die Kollateralschäden mehr als das Virus.

Diese Unterschiede erklären zu einem Teil, wieso die Pandemie und ihr Management so gegensätzlich wahrgenommen werden.

Bei Licht besehen, hat keine der beiden Einstellungen in ihrer jeweils radikalen Form etwas mit Wissenschaft zu tun und kann durch sie auch nicht entschieden werden. In der Realität sind die verschiedenen Standpunkte oft in unterschiedlich gemischter Weise zu finden. *Als Erbfolger der Aufklärung sollten wir uns jedoch zu echter Toleranz verpflichtet fühlen und das Kriegsbeil begraben. Denn nur gemeinsam können wir die Zukunft menschlich gestalten.*

Das Impfthema

Das Impfen ist zurzeit mit Abstand das am meisten mit unterschiedlichen Emotionen und persönlichen Einstellungen behaftete Thema. Eine schematische Aufteilung in Impfbefürworter und Impfgegner bedient in diesem Zusammenhang eher Vorurteile und erschwert einen rationalen Umgang mit den komplexen Fragen zu den neuen Impfstoffen.

In der Realität geht es so gut wie nie um das Impfen an sich. Die Unterschiede liegen eher in der Differenzierung je nach bestimmten Krankheiten. Sie erklären sich nicht nur aus verschiedenen Lebenseinstellungen, sondern stützen sich jeweils auch auf wissenschaftliche Quellen, die es abzuwägen gilt.

Die einen wollen sich gegen jegliche mögliche große oder kleinere Infektionsgefährdung schützen. Die anderen möchten da, wo es möglich erscheint, dem Naturgeschehen mehr Raum geben. Letztere Haltung war bei unseren Großmüttern verbreitet, die noch viele Kinder aufzogen und beim Auftreten einer Kinderkrankheit alle zusammen ins gleiche Bett steckten, damit die Infektion „in einem Aufwasch" erledigt sei. Wenn die Presse im Zusammenhang mit der Impfverpflichtung gegen Masern von „Masern-Partys" berichtete, war dies aber eher eine beliebte Zeitungsente oder, wie man heute sagen würde, Fake News. Aus Großbritannien wurde solches zuletzt Anfang der Jahrtausendwende berichtet, als Meldungen über Zusammenhänge von MMR-Impfungen und Autismus-Folgen auftauchten. Aus Deutschland wurde bewusstes Anstecken bei Kinderkrankheiten als relevantes Phänomen nie glaubhaft kolportiert. Derlei Fantasieberichte dienten eher dazu, das Impfthema mit Emotionen aufzuladen.

Grundsätzlich besteht ein Konsens darüber, dass in einer liberal-pluralistischen Gesellschaft jeder seine Lebensweise selbst wählen darf. Die Grenze sollte da liegen, wo andere dadurch gefährdet werden. Letzteres Argument wird oft Eltern vorgehalten, die individuelle Impfentscheidungen für ihre Kinder treffen. Die wirklichen Verhältnisse sind jedoch komplex. Neben den Statistiken über Schäden von bestimmten Kinderkrankheiten gibt es andererseits auch Studien, die belegen, dass eine naturnahe Lebensweise mit Erregerkontakten die allgemeine Abwehrkraft stärkt und ebenfalls vor Krankheiten schützen kann. [25] Das Fachgebiet der Psychoimmunologie gibt darüber hinaus einen weiteren Einblick in die vielfältigen Bezüge von Infektion und Infektionsabwehr. [26]

Unbestritten ist der Wert von allgemeinen Impfungen immer dann, wenn sie vor schweren Krankheiten schützen, die mit nennenswerter Häufigkeit auftreten. Wenige Krankheiten, wie die Pocken beispielsweise, konnten auf diese Weise sogar gänzlich ausgerottet werden. Auch der Wert von Impfungen gegen Tetanus und Polio wird heute nicht mehr in Frage gestellt. Bei den Masern herrscht diesbezüglich ein weitgehender Konsens. Zu einigen anderen Impfungen entzündet sich eine kritische Haltung, nicht nur an lebensphilosophischen Fragen, sondern auch an wissenschaftlichen Fakten.

In Anbetracht der gewaltigen wirtschaftlichen Interessen, die für die Industrie an den Impfstoff-Themen hängen, kommt der wissenschaftlichen Arbeit von unabhängigen Prüfinstanzen eine große Bedeutung zu. Diese Verhältnisse betreffen auch die Corona-Impfstoffe. Als diesbezüglich korrekte Quelle betrachte ich die Autoren des Fachblatts Arzneimittelbrief, das u. a. vom Vorsitzenden der Arzneimittelkommission, Prof. W. D. Ludwig, angeleitet wird. [27] Mein großes Vertrauen genießt auch Prof. Peter C. Gøtzsche, der das Institut Cochrane als weltweites Forschungsnetzwerk für unabhängige Evidenzbeurteilung mitbegründet hat. [28] Als unbestechlicher Prüfer auf korrekte Wissenschaftlichkeit hat er die ungenügende wissenschaftliche Basis beim Umgang mit einigen Impfstoffen kritisiert. Er trat dafür ein, Interessenskollisionen in dieser Hinsicht strikt und ohne Ausnahme zu vermeiden. Um diese Frage gab es unter den leitenden Wissenschaftlern von Cochrane einen Dissens, der zum Abschied Gøtzsches aus dessen Vorstand führte. [29]

Als weitgehend objektive Bestandaufnahme der Fragen um die Corona-Impfungen sehe ich das Buch von Clemens G. Arvay an. In *Corona-Impfstoffe – Rettung oder Risiko?* [30] schildert der junge Biologe sehr anschaulich und verständlich den Problemkomplex, ohne direkte Empfehlungen daraus abzuleiten. Eine Übersichtsarbeit von Arvay fand auch Eingang in die Diskussion des Arzneimittelbriefs, was die beachtliche Reputation des jungen Wissenschaftlers in Fachkreisen bezeugt. [31]

Basierend auf den genannten Quellen, die Interessierte, insbesondere aus den Wissenschaftsredaktionen der Medien, unbedingt im Original lesen sollten, fasse ich im Folgenden die Aussagen in hoffentlich für Laien verständlicher Form zusammen.

Die Neuartigkeit der Corona-Impfstoffe

Alle bis ins erste Halbjahr 2021 in den westlichen Industrieländern zugelassenen COVID-19-Impfstoffe beruhen nicht auf konventionellen Verfahren, sondern auf völlig neuen Prinzipien. Der Begriff *Impfstoff* verschleiert leicht die Tatsache, dass es im Zusammenhang mit seiner breiten Anwendung für die Weltbevölkerung viel mehr als das ist, was wir gemeinhin darunter verstehen. Es handelt sich um nichts Geringeres als um ein gentechnologisches Massenexperiment.

Alle Impfstoffe sind durch die Europäische Arzneimittelagentur zunächst nur bedingt zugelassen. Eine bedingte Zulassung kann für Arzneimittel bei Bedrohung der öffentlichen Gesundheit erteilt werden, obwohl die klinischen Daten noch unvollständig sind. Wenn ein positives Nutzen-Risiko-Verhältnis nachgewiesen wurde, können die eigentlich erforderlichen umfangreichen Daten zur Wirksamkeit und zur Sicherheit später nachgereicht werden. Bedingte Zulassungen sind für ein Jahr gültig, können jährlich verlängert werden und bei Vorliegen umfangreicher Daten in eine Standardzulassung umgewandelt werden.

RNA-Impfstoffe

Die m-RNA ist der Botenstoff, der genetische Informationen von der im Zellkern liegenden DNA, dem Träger der Erbinformation, abliest und diese Baupläne zu den Ribosomen, den Eiweißfabriken in der Zellperipherie, dem Zellplasma, transportiert. Hier werden laufend die notwendigen Proteine für die Zellerneuerung und für biochemische Funktionen des Körpers produziert, quasi wie eine „Küche", die nach den Rezepten der Erbsubstanz „kocht". Für den Impfstoff werden künstlich RNA-Sequenzen nachgebaut, die dem Spike, also den „Stacheln", des Corona-Virus ähneln. Technisch werden sie über ringförmige Moleküle einer genetisch modifizierten Labor-DNA produziert. Diese „Kunst-RNA" wird in die Zelle geschleust und manipuliert dann die Proteinbiosynthese der Zellen dahingehend, dass die geimpfte RNA vervielfältigt wird. Es entstehen massenhaft Kopien, welche die körpereigene Abwehr auf den Plan rufen, die Antikörper gegen die dem Corona-Spike ähnliche „Kunst-RNA" produziert. Im Falle einer Infektion mit SARS-Cov2 greifen diese Antikörper dann auch dessen Spikes und damit den tatsächlichen Erreger an. Da die Impf-RNA auf dem Weg in die Zelle von Zersetzung bedroht ist, wird sie mit einem Lipidmantel umhüllt. Der Impfstoff Comirnaty (BNT162b2) von Biontech / Pfizer wird mit Hilfe von Polyethylenglycol (PEG) nanotechnologisch in die Zelle gebracht. Polyethylenglykol gilt als Trägerstoff von vielen Salben und als Abführmittel als nicht toxisch. Über mögliche schädliche Zwischenprodukte beim Abbau vor allem aus der Zelle, liegen keine Kenntnisse vor. Bekannt ist, dass es zunehmende Sensibilisierungen auf diesen Stoff gibt. Die schweren anaphylaktischen Reaktionen bei dem genannten Impfstoff werden damit in Zusammenhang gebracht.

Der Impfstoff mRNA-1273 (Moderna Covid-19 Vaccine®) ähnelt dem Prinzip von Comirnaty, enthält ebenso PEG, hat jedoch günstigere Lagerungseigenschaften als das Pfizer-Produkt.

DNA-Impfstoffe

Diese Technologie ist genauso neu wie die RNA-Herstellung. Im Unterschied dazu produziert sie die Kunst-

RNA über einen DNA-Molekülring nicht im Labor. Sie impft vielmehr mit einer künstlich hergestellten DNA, welche in einem weiteren Schritt erst in der Zelle selbst von körpereigenen Enzymen in RNA umgewandelt wird. Die zelleigenen Eiweißfabriken erstellen Kopien und diese entfalten dann die gleiche Wirkung wie die RNA-Impfstoffe.

Vektor-Impfstoffe

Vektor-Impfstoffe wurden in der Humanmedizin bisher kaum angewendet. Ein Impfstoff mit dieser Technik wurde gegen Ebola zugelassen, einer lokal begrenzt auftretenden und hochgradig tödlichen Krankheit. Ein anderer solcher Impfstoff gegen das Dengue-Fieber musste von Markt genommen werden, weil der Erregerkontakt bei geimpften Kindern zu ungewöhnlich schweren Krankheitsverläufen führte. [32]

Bei der Herstellung von Vektor-Impfstoffen wird ein für den Menschen unschädliches Virus genommen, im Falle des Oxford-Impfstoffes von AstraZeneca namens ChAdOx1 nCoV-19 ein Affenvirus. Diesem nicht menschenpathogenen Virus verleibt man das genannte künstliche Spike-Protein ein. Kommt dieses Produkt in die Zelle, löst es einen Infektionsvorgang aus, bei dem das Affenvirus sich nicht weiter vermehrt, das Spike-Protein jedoch durch den Ableseprozess in der Zelle an die Ribosomen zur Eiweißproduktion gelangt. Der weitere Vorgang ist identisch mit den anderen.

Bei Ad26.COV2.S von Johnson & Johnson handelt es sich um einen genetischen Vektorimpfstoff, der auf einem nicht pathogenen menschlichen Adenovirus (Typ 26) basiert.

Alle genannten Autoren der unabhängigen Wissen-schaftler-Community betonen, dass eine Impfstoffent-wicklung in der Regel ein Jahrzehnt dauere, weil ein sorgfältiges vierstufiges Prüfverfahren aller Wirkungen und eventueller Nebenwirkungen so viel Zeit in Anspruch nehme. [33] [34] Die als „Telescoping" bezeichne-te Verkürzung der Entwicklungszeit auf Grund der Co-rona-Pandemie bringe nach Meinung aller hohe Risiken von unerwünschten Wirkungen mit sich, die sich erst nach längerer Zeit zeigen könnten. Besonders die noch bestehenden großen Lücken im Verständnis der Zellbio-logie und der komplexen immunologischen Vorgänge lassen folgenreiche und schwere potenzielle Nebenwir-kungen möglich erscheinen, die zum Teil erst spät in Er-scheinung treten.

Bei den von der ständigen Impfkommission empfoh-lenen Impfstoffen haftet für nachgewiesene Impfschä-den der Staat. Die dennoch übliche Produkthaftung der Hersteller wurde bei COVID-Impfstoffen teilweise ebenfalls vom Staat übernommen. Die diesbezüglichen Verträge wurden nicht veröffentlicht.

Wie wichtig eine Langzeitbeobachtung ist, zeigte die Entwicklung eines Impfstoffes gegen HIV mit der Vektor-Technik. Erst während einer längeren klinischen Testung stellte sich heraus, dass er schwere adverse, also gegenteilige Effekte hatte: Er erhöhte die Gefahr einer HIV-Infektion, anstatt sie zu verhindern. [35] Auch gibt es dabei noch offene Fragen bezüglich Wiederholungsimpfungen mit dem gleichen Vektorvirus, weil Antikörper der Erstimpfung eventuell den Vektor bei Wiederholungsimpfungen inaktivieren könnten.

Hinsichtlich zunächst unerkannter Wirkungen ist bei den RNA- und DNA-Impfstoffen nicht mit letzter Sicherheit ausgeschlossen, dass diese Information nicht in das Erbgut der DNA eingeprägt werden kann. Erst am 13.Dezember 2020 veröffentlichte ein Wissenschaftlerteam das Preprint einer Studie, die Hinweise dafür enthielt, dass durch RNA Bruchstücke des SARS-CoV-2 Virus ins Genom des Zellkerns integriert werden kann. Den Mechanismus kennt man u. a. bei Anwesenheit des Enzym Reverse Transkriptase (RT). [36] Das Vorhandensein dieses Enzyms ist schon lange von den sogenannten Retroviren bekannt, einer Gruppe von Viren, die in der Evolution eine große Rolle spielen. HIV gehört genauso zu ihnen wie andere Viren, die auch bei der Entstehung einiger Krebsarten beteiligt sind. Bekannt ist dies jedoch nicht von Corona-Viren, sodass das bei der Studie genannte Phänomen noch ungeklärt war. Forscher der Universität Philadelphia haben offensichtlich in Experimenten Hinweise dafür gefunden, warum Erbgut-Fragmente von CO-VID-19 bei der Erkrankung in unsere DNA gelangen können. Bei der Untersuchung der Funktionsweise des Zellenzyms Polymerase theta stellte sich heraus, dass dieses ähnlich gut wie die Reverse Transkriptase eine Rückumschreibung von RNA in DNA bewirken kann. [37]

Die bisher für eine Gewissheit gehaltene Regel, dass die körpereigenen Polymerase-Enzyme in den Zellen nur DNA in RNA übersetzen können und nicht anders-herum, erweist sich offenbar als falsch. Auch wenn die Forscher nicht die Befürchtung äußern, dass die Rück-umschreibung auch bei den RNA-Impfstoffen vor sich gehe, zeigen die Forschungsergebnisse eindrücklich, wie lückenhaft die Kenntnisse über die Zusammen-hänge noch sind. Die vermeintliche Gewissheit, dass die RNA nicht rückwärts eine Wirkung auf den Zell-kern haben kann, ist heute in solcher Ausschließlich-keit nicht mehr aufrechtzuerhalten. Besonders Autoren, welche die Regierungslinie stützen, beschwichtigen, in-dem sie von „quasi unmöglich" und „weitgehend aus-geschlossen" sprechen. Es kann sein, dass sich in Bezug auf die derzeit angewendeten genetischen Impfstoffe eine solche Besorgnis als unbegründet herausstellen wird. Es kann aber auch anders sein. Und dann? *Wir würden in weltweiter Massenanwendung ein gewaltiges Risiko der Entstehung gefährlicher Folgeerkrankungen tragen und, noch gravierender, in kurzer Zeit irrepara-*

ble Veränderungen am menschlichen Genom bewirken, welches sich bisher allein über die Millionen Jahre der Evolution geformt hat.

Ein grundsätzliches Problem sind zu geringe Kenntnisse über die Zellgenetik und die Komplexität im Gesamtzusammenhang des Körpers. Das Genom kann zwar entschlüsselt und mit Genscheren vorhandene Strukturen modelliert werden. Auch so absurde Maßnahmen wie die Herstellung von Chimären sind mittlerweile möglich und werden tatsächlich geprobt. Aber die Wissenschaft ist weit davon entfernt, die wirklichen Mechanismen und Geheimnisse des Lebens zu verstehen. Dem Krebs und den Autoimmunkrankheiten stehen wir immer noch hilflos gegenüber. Die genannten Teilerfolge können die Dynamik der Zunahme dieser Krankheiten nicht stoppen.

Im Naturgeschehen entstehen ständig Ablesefehler an der DNS, die Krebs induzieren können. Gleichzeitig werden Fehler unentwegt durch zelleigene Mechanismen wieder repariert. Unkenntnisse der Gesamtzusammenhänge können fatale Folgen haben. Niemand kann ausschließen, dass die RNA-Techniken auch eine Induktion von Krebs und Autoimmungeschehen fördern. Daher sind prinzipiell allergrößte Vorsicht und Zurückhaltung angebracht, denn neue Kenntnisse werden oft mit schlimmen Fehlern erkauft. Die offensichtlich durch Autoimmunreaktionen ausgelösten Thrombosen der neuen Impfstoffe sind ein erstes Warnsignal. [38]

Im Mai 2021 haben Wissenschaftler aus Deutschland und den Niederlanden in einem Preprint neue große Bedenken gegen die genetischen Impfstoffe erhoben. Ihre Untersuchungen nähren den Verdacht, dass sie das angeborene Immunsystem dahingehend umprogrammieren können, dass die Immunabwehr gegen virale und bakterielle Infekte geschwächt werde. Ob eine solche geradezu fatale Spätwirkung tatsächlich eine relevante Rolle spielt und wenn, ob es sich um kurzfristige oder langanhaltende Effekte handelt und was bei Auffrischungsimpfungen zu erwarten wäre, all diese Fragen sind noch zu klären. [39]

Die Biogenetik ist trotz großer Fortschritte immer noch auf dem technischen Stand, mit einem groben Hammer auf ein filigranes Netzgeschehen einzuwirken. Dabei entstehen zwar auch gewünschte Schnelleffekte, Schäden sind aber nicht immer sofort absehbar, sondern zeigen sich oft erst später. Da die genetische Manipulation der Zellaktivität als neuer Hoffnungsträger der Medizintechnologie gilt, stehen wir mit den genetischen Impfstoffen am Beginn einer Ära, in der diese Manipulationen zum täglichen Handwerk gehören werden. Mit jeder Anwendung könnte sich jedoch das Risiko von Langzeitfolgen erhöhen. Das mögliche Schadenspotenzial wird damit ins Unplanbare gesteigert werden.

So wie der allgemeine Technologie-Boom als seinen Nebeneffekt Folgen wie den Klimawandel und das Artensterben mit sich brachte, könnten die neuen gentechnologischen Verfahren eine Verschmutzung des menschlichen Genoms bewirken. Die Nebenwirkungen wären nie mehr rückgängig zu machen. Darf eine solche Gefahr mit Beschwichtigungsformeln kleingeredet werden? Ist es wirklich angemessen, derlei Bedenken leichtfertig als Verschwörungstheorie abzuwerten?

Vorsichtige Langzeitbeobachtungen vor der breiten Anwendung solch riskanter Verfahren sind doch das Mindeste, was gefordert werden muss. Da uns die Pandemie zur Vermeidung von Todesfällen allerdings drängt, höhere Risiken einzugehen, sollten in einem ersten Schritt die neuen Impfstoffe vor allem denjenigen gegeben werden, bei denen die unmittelbaren Gesundheitsgefahren durch das neue Corona-Virus gravierend sind. *Die potenziellen Schäden der Impfung müssen in einem vertretbaren Verhältnis zur Gesundheitsgefahr stehen.* Dies mag auf die Altersgruppe von über siebzig Jahren und auf die gesundheitlich schwer Gefährdeten aller Altersgruppen zutreffen. Aber darf man den Impfstoff dermaßen bedenkenlos Jüngeren geben, die mit allergrößter Wahrscheinlichkeit eine Corona-Infektion ohne große Folgen überstehen? Oder ihn gar bei Kindern anwenden?

Wenige Wochen nach Anwendungsbeginn des Astra-Zeneca-Impfstoffs in der EU wurde die Gefahr einer Sinusvenenthrombose als Impfnebenwirkung bekannt. Nach anfänglichen Relativierungen und Verleugnungen wurde der Zusammenhang zwischen Impfung und gefährlichen Thrombosen eingeräumt und die Empfehlung für den Oxford-Impfstoff auf die Gruppe der über Sechzigjährigen beschränkt. Der Impfschaden trat in Deutschland bis zum 15.4.2021 in mindestens 59 Fällen auf. In zwölf dokumentierten Fällen, vor allem bei jungen Frauen, endete die Nebenwirkung tödlich. [40] Die Anzahl der schweren Dauerschäden ist nicht bekannt. Darüber hinaus traten viele weitere Thrombosen, teils mit Lungenembolie auf. [41]

Das Team von Professor Dr. Andreas Greinacher vom Institut für Immunologie und Transfusionsmedizin der Universitätsmedizin Greifswald hatte frühzeitig eine Hypothese eines Pathomechanismus für das TTS geliefert, bei dem Blutgerinnsel an ungewöhnlichen Orten bei gleichzeitigem Mangel an Blutplättchen auftreten. Diese Störung werde durch einen evolutionär alten Teil des Immunsystems verursacht, der außer Kontrolle gerate, lautet die Hypothese. Greinacher verglich dies mit einem schlafenden Drachen in einer Höhle, der durch die Impfung geärgert und aufgeweckt werde. Dann laufe eine Immunreaktion „quasi auf Autopilot" ab, die zu einer starken Aktivierung der Gerinnung führe, wurden seine Äußerungen in einem Artikel der Pharmazeutischen Zeitung wiedergegeben. [42]

Diese Hypothese spricht genauso wie die oben genannte Studie der Niederländischen und Deutschen Wissenschaftler für das Vorliegen von Nebenwirkungen der neuen gentechnologischen Eingriffe auf das angeborene, über die lange Evolution erworbene menschliche Immunsystem.

Da es bei Impfkampagnen, anders als bei Studien, keine lückenlose Dokumentation gibt und die Meldefrequenz von Arzneimittelnebenwirkungen bekanntermaßen niedrig ist, könnte das wahre Ausmaß von unerwünschten Effekten noch um einiges größer sein. Merkwürdigerweise wurde die Sinusvenenthrombose aus Großbritannien bei 13,7 Millionen Impfdosen nur vier Mal und nur 48 Mal weitere Verdachtsfälle von Thrombozytopenien gemeldet, wohingegen in der EU ein Verhältnis von etwa einer Thrombose pro 50.0000 verabreichten Impfungen beobachtet wurde.

Bis Ende März waren in dem Nebenwirkungsreport in den USA 789 Fälle von Herzmuskelentzündungen, vor allem bei Männern unter 30 Jahren, eingegangen. In Israel wurde berechnet, dass einer von 3.000 bis 6.000 geimpften jungen Männern eine solche Myokarditis entwickelte. Auch wenn die meisten nicht tödlich endeten, sind doch bei einigen jungen Menschen lebenslange Gesundheitsstörungen als Impffolgen zu erwarten. Wenn Biontech darauf hinweist, dass weiterhin das Nutzen-Risiko-Profil des Vakzins günstig ausfalle, vermag das wenig zu beruhigen. [43]

Zeitnahe schwerwiegende Nebenwirkungen traten laut Paul-Ehrlich-Institut bei allen Corona-Impfstoffen in einer Häufigkeit von 0,2 pro 1.000 Impfdosen auf. [44] Das sind bei zwei Dosen pro Person und bei einer Million vollständig Geimpften 400 schwere Nebenwirkungen – eine Anzahl, die extrem höher als bei anderen Impfungen liegt. Da immer neue Nebenwirkungen bekannt werden, ist noch mit deutlichen höheren Zahlen zu rechnen.

Es stellt sich die Frage: Wie sorgfältig werden Nebenwirkungen erfasst, wenn das flächendeckende Impfen mit einer politischen Agenda verbunden ist? Wie verlässlich sind dementsprechend überhaupt die Angaben, wenn, wie in Israel, für den Protagonisten einer strikten Impfkampagne die Wiederwahl als Ministerpräsident ansteht und der Impfstoff-Lieferant die Gesundheitsdaten selbst auswertet? Ein Israeli People Committee machte im April auf beängstigende Todesraten vor allen bei jüngeren Geimpften aufmerksam. *Die Wahrheit zwischen Herunterspielen und Dramatisieren herauszufinden wird immer schwieriger, weil Ideologien und politische Agenden den Informationsfluss behindern.*

In Deutschland konnte man bislang auf die Sicherheitsstandards in der Medizin stolz sein. Zehn Jahre dauerten in der Regel die Sicherheitskontrollen für die Neuzulassung von Impfstoffen. Bei der Zulassung der neuen Impfstoffe gegen Corona wurde die Sicherheitsspanne wegen des Pandemiedrucks auf weniger als ein

Jahr reduziert. Dennoch mussten sich die Prüfbehörden von Politikern schon deshalb als träge beschimpfen lassen, weil sie sich für die Prüfung nach Erhalt der Unterlagen wenige Tage Zeit nahmen.

Die Ideologisierung der Themen um die genetischen Impfstoffe hat inzwischen dazu geführt, dass bei medizinischen Einrichtungen nicht selten eine Scheu besteht, den Verdacht auf ihre Nebenwirkungen klar zu benennen. So beobachtete ich im Fall einer geradezu klassischen Nebenwirkung, Embolien an mehreren Gefäßen, dass der Zusammenhang mit der 14 Tage zuvor verabreichten Impfung lediglich als mögliche Differenzialdiagnose unter der Hauptdiagnose Lungenemboliegenannt wurde. Das PEI mahnt jedoch zur Wachsamkeit bei möglichen Nebenwirkungen speziell in Bezug auf die COVID-19-Impfstoffe. „Das Melden von Verdachtsfällen von Nebenwirkungen ist eine zentrale Säule für die Beurteilung der Sicherheit von Arzneimitteln." Zwar sei „zu beachten, dass auch Reaktionen in zeitlicher Nähe zu einer Impfung nicht unbedingt im ursächlichen Zusammenhang mit einer Impfung stehen müssen", doch „eine offene Kommunikation auch möglicher Risiken (sei) eine Voraussetzung für eine hohe Impfakzeptanz in der Bevölkerung". [45]

Auch bei den von mir im folgenden Abschnitt genannten Schwächezuständen nach Impfung wurden von anderen medizinischen Einrichtungen unerwünschte Impfnebenwirkungen nicht in Erwägung gezogen.

Wenn sich jedoch Mediziner aus Angst vor einer unterstellten Nähe zu Verschwörungstheorien vom eigenständigen Denken und von gebotener Sorgfalt abbringen lassen, hat das enorme Konsequenzen für die Unabhängigkeit medizinischen Erkenntnisstrebens. Vor allem, da die Kette von beängstigenden Merkwürdigkeiten beim Thema Corona-Impfungen einfach nicht abreißt. Impfen und Politik sind offensichtlich eine wenig durchsichtige Liaison eingegangen, die nicht ohne Auswirkung auf die Sicherheit bleibt. Viele dieser wichtigen Hinweise auf mögliche Sicherheitsmängel sind nicht über die allgemeinen Informationsmedien zu bekommen, sondern nur mühsam über kritisch recherchierende Kanäle zusammenzusuchen. *Der stets beklagten ‚Virus-Verharmlosung' sogenannter Querdenker scheint eine recht ausgeprägte Verharmlosung im öffentlichen Leben gegenüberzustehen, wenn es um die Impfstoffsicherheit geht.*

Eigene Erfahrungen in der Impfpraxis

Auch ich habe in meiner Hausarztpraxis meine Patienten in den höheren Altersgruppen sowie die besonders gefährdeten Personen jüngeren Alters auf Wunsch entsprechend der Priorisierung der STIKO vollständig geimpft. Der personelle Aufwand und der Beratungsbedarf dafür waren enorm und überforderten allmählich meinen geordneten Praxisbetrieb. Das von mir nicht befürwortete Impfen jüngerer Gesunder war auch kapazitätsmäßig nicht mehr zu leisten.

Nach ca. 750 Impfungen gegen SARS-CoV-2 konnte ich von folgenden Erfahrungen berichten: Der größte Teil vertrug die Impfung relativ gut. Außer den bekannten leichteren Nebenwirkungen traten vereinzelt Verhärtungen an der Injektionsstelle für ca. 2–3 Wochen und zwei Mal Hauterscheinungen auf, die sich teils viele Wochen hinzogen.

Erschütternd war der Krankheitsverlauf eines 62-jährigen Patienten ohne wesentliche Vorerkrankungen, der mit einer Vielzahl an Thrombosen an den Arterien der Lungen und der Baucheingeweide begann. Nachdem der Patient zunächst mit einem gerinnungshemmenden Mittel aus dem Krankenhaus entlassen worden war, bekam er heftige Kopfschmerzen. Wegen einer Phobie vor MRT-Untersuchungen wurde eine Computertomografie in einer Erste-Hilfe-Station und zwei Tage später von mir nochmals veranlasst, die jeweils unauffällig waren. Zwei Tage später kam er notfallmäßig ins Krankenhaus. Dort wurde per MRT in Narkose eine Sinusvenenthrombose festgestellt, die trotz neurochirurgischer Maßnahmen zum Tode führte.

Da bei diesem Patienten anlässlich des ersten Krankenhausaufenthalts eine extrem hohe Konzentration von D-Dimeren, einem Fibrin-Spaltprodukt, festgestellt worden war, das auf Gerinnungsvorgänge in den

Gefäßen hinweist, ging ich dazu über, vor der Zweitimpfung diesen Laborwert zu überprüfen. Ich stellte zu meiner großen Überraschung fest, dass etwa zwei Drittel nach der ersten Impfung schon zwei bis vier Mal höhere Werte als normal aufwiesen, obwohl dies oft nicht mit Beschwerden in Verbindung zu bringen war. Im Unterschied zu den allgemein bekannten Gerinnungsproblemen spielen bei Geimpften offensichtlich autoimmun induzierte Mikroentzündungen am Endothel, der inneren Auskleidung der Blutgefäße, teils auch an den Thrombozyten eine Rolle. Bei einem kleinen Teil der Geimpften können diese Vorgänge vermutlich von körpereigenen Systemen nicht ausreichend repariert werden.

Der genannte fatale Verlauf bei meinem Patienten legt nahe, dass die Thromboseneigung offensichtlich die kleinen Gefäße betreffen kann, sodass die spät entdeckte Sinusvenenthrombose sich erst ansammelte und sichtbar wurde, als diese bereits verstopft waren. Warum sind die weit verbreiteten Entzündungsvorgänge und die sich teilweise ergebenden Gerinnungsphänomene nicht längst durch ein entsprechendes Monitoring der Impf-Kampagne bekannt geworden?

Da ich von einer Patientin neben dem beschriebenen tödlichen Verlauf auch noch Kenntnis vom dem ebenfalls fatalen Ausgang einer impfbedingten Sinusvenenthrombose bei einer 45-jährigen Erzieherin erhielt, frage ich mich, ob in Anbetracht von 45.000 Hausärzten in Deutschland meine direkte Konfrontation mit gleich zwei solcher Fälle zufällig ist oder ob die schwersten Nebenwirkungen unzureichend wahrgenommen oder aus den bereits genannten Gründen nur ungern gemeldet werden.

Ein mir als leitungsfähig und aktiv bekannter Patient wurde 14 Tage nach der ersten Impfung völlig kraftlos und war geistig verwirrt. Bei zwei Vorstellungen im Krankenhaus konnte die Ursache nicht gefunden werden. Da er Anfang des Jahres wegen eines Lungenkrebses behandelt worden war, wurde die Verschlechterung damit im Zusammenhang gebracht. Zuletzt lag der Mann teilnahmslos im Bett, stand nicht einmal zum Toilettengang auf und aß nichts mehr. Als die verzweifelten Angehörigen sein Ableben befürchteten und mich drängten, ihm doch irgendwie zu helfen, entschied ich mich zu einem Experiment. In der Annahme einer Impfnebenwirkung im Sinne einer autoimmun ausgelösten Durchblutungsstörung behandelte ich versuchsweise mit Kortison und erreichte damit in wenigen Tagen eine unmittelbare und anhaltende Wiederherstellung des Befindens vor der Impfung.

Auf Grund dieser unerwartet prompten Besserung bot ich diesen Therapieversuch auch anderen Patienten in Fällen von unklaren Symptomen an, die in kurzem Zeitintervall nach einer COVID-19-Impfung auftraten. Die Ergebnisse waren eindrucksvoll und haben in meinen Augen einen bisher nicht beachteten Nebenwirkungskomplex deutlich werden lassen.

Ausgeprägte Leistungsschwäche, ungewohnt starke Kopfschmerzen, Schwindel, diffuse Nervensensationen und Gefühlsstörungen, ja sogar Geschmacksverlust und durch den Körper wanderndes Pieken und Brennen, Druck auf der Brust, Schlafstörungen, Herzrasen und gefühlter Luftmangel gehörten zu den meist genannten Symptomen. Fast alle Beschwerden ließen sich prompt durch eine Kortison Behandlung bessern oder ganz beseitigen. Dabei normalisierten sich zuverlässig die erhöhten Laborwerte für Entzündungen und Fibrinolyse-Aktivität, sofern sie davor erhöht waren, was aber nur auf einen Teil der Patienten zutraf. Bei drei Patientinnen verblieben dennoch bedeutsame, möglicherweise dauerhafte Restbeschwerden. Insgesamt ergab sich der Eindruck, dass die Nebenwirkungen umso häufiger und heftiger auftraten, je jünger die Geimpften waren.

Alle unerwünschten Wirkungen im zeitlichen Zusammenhang meist mit der zweiten mRNA oder DNA COVID-19-Impfung habe ich akribisch dokumentiert und dem Paul-Ehrlich-Institut und der Arzneimittelkommission der Deutschen Ärzteschaft gemeldet. Der Zeitaufwand dafür kostete mich zehn Arbeitsstunden, was unter anderem den Umstand erklärt, dass die Meldehäufigkeit von Arzneimittelnebenwirkungen nur auf 5–10 % der Fälle geschätzt wird.

In meiner hausärztlichen Doppelpraxis mit durchschnittlich 2500 Patienten pro Quartal traten bis Mitte August 2021 etwa 20 solcher Nebenwirkungen meist nach der zweiten Corona-Impfung zutage, von denen ich mindestens 16 als gesichert ansehen kann. Bei den 50–60-Jährigen fand ich den Symptomkomplex drei Mal, bei den 20–49-Jährigen, überwiegend auswärts Geimpften, allerdings 13 Mal die genannten Nebenwirkungen. Diese waren teilweise von der Schwere her und sogar von der Symptomcharakteristik vergleichbar mit mäßigen bis starken Post-COVID-Symptomen.

Wenn ich nun den Umfang meines Patientenklientels in der Altersgruppe 20 bis 49, von dem entsprechend der allgemeinen Impfquote die Hälfte komplett geimpft sein dürfte, zu den betroffenen Fällen unerwünschter Wirkungen ins Verhältnis setzte, so lässt sich eine Zahl von ca. 15.000 solcher Nebenwirkungen auf 1 Million Geimpfter schätzen. Selbst unter Berücksichtigung der oben genannten geringen Melderate besteht noch ein gravierendes Missverhältnis zwischen dieser hohen Zahl und den vom PEI veranschlagten 400 Fällen schwerer Nebenwirkungen pro 1 Million.

Folgende Gründe mögen aus meiner Sicht dafür verantwortlich sein: Erstens ist der Begriff „schwere Nebenwirkung" auslegungsfähig. Wenn man jedoch das Post-Covid-Syndrom als schwere Folgewirkung der Infektion deutet, muss dies gleichermaßen auf das beschriebene „Post-Impf-Syndrom" zutreffen. Da zweitens viele Ärzte, die in die Diagnostik der bunten und leicht fehldeutbaren Nebenwirkungssymptomatik meiner gemeldeten Patienten zuvor einbezogen waren, entweder den Zusammenhang mit der vorangegangenen Impfung nicht recherchiert oder gar einen solchen kategorisch ausgeschlossen hatten, kamen sie oft zu Vermutungsdiagnosen wie Überforderungssyndrom, Infekt, Neuropathie und psychosomatischer Symptomkomplex.

Auch die Aufladung des gesellschaftlichen Klimas im Sinne einer ideologisierten Haltung zu den neuen Impfstoffen war sicher der Wachheit für Nebenwirkungen nicht zuträglich. Drittens muss man berücksichtigen, dass die Einführung eines völlig neuen Medikamentenprinzips normalerweise von einem engen systematischen Erfassungsregime unerwünschter Ereignisse begleitet wird. Sich bei flächendeckender Anwendung auf Spotanmeldungen von Nebenwirkungen zu verlassen, kann unmöglich valide Ergebnisse erbringen. Wer viertens berücksichtigt, wie lange es dauerte, bis das Chronik-Fatigue-Syndrom als solches akzeptiert wurde, mag abschätzen, wie schwer es fällt, diffuse Symptomkomplexe anzuerkennen.

Ich habe meine Beobachtungen und Behandlungserfahrungen an verschiedene medizinische Einrichtungen weitergegeben in der Hoffnung, dass sie zu erweiterter Aufmerksamkeit beitragen mögen. Denn die betroffenen Patienten werden damit vor zermürbenden Fehleinschätzungen geschützt und können mit Kortison schnell wieder in ihr gewohntes Befinden versetzt werden.

Aus ethischer Sicht ist es völlig unverständlich und in-
akzeptabel, dass die zunächst nur für ein Jahr gültige
Zulassung der ersten Impfstoffe bei einer „Krankheit der
Alten" gleich und ohne Not auf die Altersgruppen ab 12
Jahre ausgedehnt wurde, obwohl es für Jugendliche keine
wissenschaftlich belastbaren Erkenntnisse über Neben-
wirkungen und potenzielle Gefahren gab.

Aus der Statistik der Todesfälle mit Corona-Infektion
geht hervor, dass in Deutschland vom Beginn der Pandemie bis April 2021 in den Altersgruppen ab 60 Jahren aufwärts 77.083 Personen verstarben. Im Alter von
0 bis 9 Jahren waren es 13 Fälle und im Alter von 10
bis 19 Jahren lediglich sechs. Die beiden letztgenannten Altersgruppen umfassen 14 Millionen Personen.
Entsprechend der bisher bekannten Zahl an schweren
unerwünschten Nebenwirkungen der Impfstoffe von
400 pro einer Million Geimpfter, würden durch die
Impfung aller Kinder und Jugendlichen 5.600 schwere
unerwünschte Nebenwirkungen ausgelöst werden, teils
mit tödlichem Ausgang. [46] Zu berücksichtigen wäre
dabei auch die noch bestehende Unsicherheit, ob wider Erwarten nicht doch genetische Schäden auftreten
würden, was diese Gruppen am stärksten träfe.

AstraZeneca meldete im Februar 2021, sie wolle Studien mit ihrem Oxford-Impfstoff mit Kindern beginnen [47], ebenso Biontech [48] sowie Johnson & Johnson.
[49] Die Ankündigungen erschienen sofort auf Börsen-

blättern, die sich über die daraufhin folgenden Kurs-sprünge freuten.

Das oberste Gesetz einer hippokratisch geprägten Medizin lautet: „Primum non nocere, secundum cavere, tertium sanare", übersetzt: „Erstens nicht schaden, zweitens vorsichtig sein, drittens heilen."

Bei einer bezüglich der Krankheitsrisiken völlig unbelasteten Altersgruppe einen Impfstoff auszuprobieren, dessen Nebenwirkungspotenzial noch weitgehend unbekannt ist und in Einzelfällen tödliche Folgen haben kann, verletzt in schwerer Weise alle drei Prinzipien einer hippokratischen Ethik. Denn sie nutzt nicht ihnen, sondern, wenn überhaupt, allenfalls anderen. Wäre das Impfen gesunder Kinder und Jugendlicher strafrechtlich aus den genannten Gründen nicht als Missbrauch Schutzbefohlener zu werten? Wie können die Erwachsenen einer aufgeklärten modernen Gesellschaft so verantwortungslos mit ihrem Nachwuchs umgehen?

Die Durchimpfung der Bevölkerung ist als Teil III und IV von laufenden Studien zu den neuen gentechnologischen Impfstoffen anzusehen, wie Experten zutreffend feststellten. [50] Studien unterliegen dem Nürnberger Kodex, der nach den barbarischen Menschenversuchen im Dritten Reich als ethische Barriere allen künftigen Studien auferlegt wurde. Er besagt, dass bei medizinischen Versuchen an Menschen die freiwillige Zustimmung der Versuchsperson zwingend erforderlich ist. Die betreffende Person muss im juristischen Sinne fähig sein muss, ihre Einwilligung zu geben. Sie muss in der Lage sein, unbeeinflusst durch Gewalt, Betrug, List, Druck, Vortäuschung oder irgendeine andere Form der Überredung oder des Zwanges, von ihrem Urteilsvermögen Gebrauch zu machen. Sie muss das betreffende Gebiet in seinen Einzelheiten hinreichend kennen und verstehen, um eine verständige und informierte Entscheidung treffen zu können. [51] *Eltern, welche aufgrund der geschönten öffentlichen Darstellung die Corona-Impfung für so harmlos wie den üblichen ‚Pieks‘ gegen Kinderkrankheiten halten, sind mitnichten urteilsfähig, weil sie die möglichen Konsequenzen für ihre Kinder nicht überblicken.*

Ein schändlicher Aufruf:
Impfung als Voraussetzung für den Schulbesuch

Lassen Sie es mich noch mal klar betonen: Laut dem Arzneimittelbrief, redigiert vom Vorsitzenden der Arzneimittelkommission der Deutschen Ärzteschaft, Prof. W.-D. Ludwig, dauern die Testphasen eines Impfstoffs im Durchschnitt 8–10 Jahre. Die Autoren des Arzneimittelbriefes warnen:

„Unter dem Zeitdruck der Pandemie wurden die laufenden klinischen Phasen I und II zur Prüfung der Sicherheit durch Zusammenschieben und Zusammenlegen deutlich verkürzt (‚Teleskopierung'). Durch diese Verkürzung üblicher Beobachtungszeiträume erhöht sich das Risiko, dass Nebenwirkungen während der klinischen Prüfung unerkannt bleiben. Somit tangieren die beschleunigten Testphasen auch die gesundheitspolitische Verantwortung bei der staatlichen Vorsorge." [52]

Wo bleibt die Verantwortung der staatlichen Vorsorge und die gesundheitspolitische Verantwortung ärztlicher Instanzen, wenn sie nach der Impfung von gesunden Kindern mit Impfstoffen rufen, die große Risiken und wenig Benefit beinhalten?

Der 124. Deutsche Ärztetag 2021 fordert die Bundesregierung auf, unverzüglich eine COVID-19-Impfstrategie für Kinder und Jugendliche zu entwickeln und vor Einsetzen des Winters 2021/2022 umzusetzen. Dazu gehört etwa, die Forschung zu Impfstoffen für Kinder und Jugendliche unter 16 Jahren sofort und nachhaltig mit ausreichenden finanziellen und organisatorischen Maßnahmen zu fördern, hinreichend adäquate Impfstoffe zu bestellen und zeitnah auszuliefern, proaktiv mediale Kommunikation für die Impfung von Kindern und Jugendlichen vorzubereiten und umzusetzen sowie Kinder- und Jugendärzte in Praxis, Klinik und Öffentlichem Gesundheitsdienst (ÖGD) sowie Hausärzte als Drehscheibe für Kommunikation und bei kurzfristiger Impfdurchführung zu unterstützen.

DIE BEGRÜNDUNG:

„Ca. 14 Prozent der Bevölkerung sind jünger als 16 Jahre und können mit den derzeit verfügbaren COVID-19-Impfstoffen nicht geimpft werden. Um in unserem Land eine Herdenimmunität gegen die SARS-CoV-2-Pandemie zu erreichen, muss diese Lücke unbedingt geschlossen werden. Auch Kinder und Jugendliche haben deutliche gesundheitliche Risiken infolge einer SARS-CoV-2-Erkrankung. Deshalb muss die Immunität auch für diese Gruppe durch eine Impfung und nicht durch eine Durchseuchung erzielt werden. Das Recht auf Bildung mit Kita- und Schulbesuch kann im Winter 2021/2022 nur mit einer rechtzeitigen CO-VID-19-Impfung gesichert werden. Ohne rechtzeitige Impfung, insbesondere auch für jüngere Kinder, führt ein erneuter Lockdown für diese Altersgruppe zu weiteren gravierenden negativen Folgen für die kindliche psychische Entwicklung. Die gleichberechtigte gesellschaftliche Teilhabe erlangen Familien mit Kindern nur mit geimpften Kindern zurück." [53]

Zur Nutzen-Risiko-Relation der Impfung bei Kindern und Jugendlichen schreibt der Arzneimittelbrief im Juni 2021:

„Die vorliegenden Daten aus Deutschland und weltweit lassen erkennen, dass bei einer SARS-CoV-2-Infektion die meisten Kinder und Jugendlichen milde oder gar keine Symptome zeigen (18-21). So weisen die

Gesellschaft für pädiatrische Infektiologie (DGPI) und die Deutsche Gesellschaft für Krankenhaushygiene (DGKH) im April 2021 darauf hin, dass seit Beginn der Pandemie von den schätzungsweise 14 Millionen Kindern und Jugendlichen in Deutschland nur etwa 1.200 mit einer SARS-CoV-2-Infektion im Krankenhaus behandelt werden mussten (< 0,01 %) und 4 an ihrer Infektion starben (< 0,00002 %; 22). Zur Einordnung der Zahlen werden folgende Beispiele angegeben: In der Saison 2018/19 wurden nach Angaben des RKI insgesamt 7.461 Kinder < 14 Jahren mit Influenza als hospitalisiert gemeldet, 9 Kinder starben; im Jahr 2019 lag die Zahl der durch einen Verkehrsunfall getöteten Kinder bei 55 und die Zahl der ertrunkenen Kinder bei 25."

[…]

„Akute Nebenwirkungen der SARS-CoV-2-Impfstoffe scheinen bei jüngeren Personen häufiger aufzutreten. Hierfür sprechen auch Angaben der FDA zur Impfung von Jugendlichen mit BNT162b2 (8). Mittel- und langfristige Nebenwirkungen der SARS-CoV-2-Impfungen bei Kindern und Jugendlichen können zurzeit naturgemäß noch nicht abgeschätzt werden; das Risiko ist in dieser Altersgruppe aber besonders zu beachten." [54]

Gerade die Deutsche Ärzteschaft hat auf Grund ihrer düsteren Vergangenheit eine besondere verantwortlich-ethische Bringschuld. Der Beschluss des Deutschen

Ärztetags lässt befürchten, dass der vorauseilende Gehorsam der konstitutionell verfassten Ärzteschaft gegenüber den Wünschen der Politik auch heute noch wirksam ist. Ich erinnere an die willfährige Unterwürfigkeit Karl Haedenkamps, der bis 1939 Schriftleiter der Ärztlichen Mitteilungen (später Deutsches Ärzteblatt) war und zu jener Zeit in einem Vortrag auf einer Sitzung des Deutschen Ärztevereinsbundes mit vorgeblich wissenschaftlicher Unvoreingenommenheit sagte:

„Mit Recht hat die deutsche Ärzteschaft gewartet, bis die grundlegende Erkenntnis der auf der Vererbungslehre fußenden Eugenik eine gewisse Reife erreicht hat; jetzt sei aber auch für sie die Zeit gekommen, praktisch mitzuwirken (…) Immer ist auf dem Gebiet der Eugenik der objektiven wissenschaftlichen Überlegung die Führung einzuräumen." [55]

Wie sehr es besonders beim Thema Corona-Impfstoffe heute um einen Kampf für wissenschaftliche Aufrichtigkeit und Verantwortlichkeit geht, mag man am Beispiel des Byram Bridle ermessen. „Wir haben einen großen Fehler gemacht. Wir wussten nicht, dass das Spike-Protein selbst ein Toxin ist und ein pathogenes Protein darstellt", sagte der Impfstoff-Forscher und Immunologe Bridle, der von der kanadischen Regierung einen Zuschuss in Höhe von 230.000 Dollar für die Forschung zur Entwicklung des COVID-Impfstoffs erhielt, Anfang Juni 2021 in einem Radiointerview. Die

Hinweise aus Studien, denen zufolge die geimpften Spike-Proteine nicht in jedem Fall am Impf-Ort verbleiben, sondern im Blutkreislauf zirkulieren und sich an Strukturen und Organen festsetzen könnten, würden die Fälle von Thrombosen, Herzerkrankungen sowie Augen- und Hirnschäden als Impfstofffolgen gut erklären. Nachdem dieser Beitrag durchs Netz kursierte, wurde Bridle massiv angegriffen und auch in den deutschen Medien traten umgehend „Faktenchecker" auf, welche diesen Warnhinweis als „Fake-News" klassifizierten. [56] [57]

Am 19. Juni 2021 sprang Robert W. Malone, einer der Erfinder der genetischen Impfstoffe, der maßgeblich den Ebola-Impfstoff mitentwickelt hatte, Bridle in einem offenen Brief zur Seite. Er habe unabhängig davon selbst teils die gleichen Daten wie Bridle erhoben und sie dem US FDA gemeldet, teilte Malone mit. Er sei geradezu geschockt über die Zensur des legitimen wissenschaftlich-akademischen Diskurses. Er verwies darauf, dass Bridles Handeln der Sicherheit der Impfstoffe gelte und von keinerlei Interessenskonflikten oder Profiterwartungen bestimmt sei. Er mahnte eindrücklich, dass die Politisierung von Wissenschaft gestoppt werden müsse! Der Brief ist eine hochbesorgte und engagierte Warnung vor der zunehmenden Manipulation des Wissenschaftsdiskurses und des Missbrauchs durch politische Interessen. [58]

Eine Abkehr von der hippokratischen Ethik, die auf das Heilen des einzelnen Kranken gerichtet ist, und eine wissenschaftlich verbrämte, dazu sachlich nicht zu begründende Befürwortung von regierungspolitisch gewünschten Maßnahmen, dürfen ärztliche Standesvertreter sich nie wieder leisten. *Die Missachtung des Nürnberger Kodex schafft eine Unschärfe zu Menschenrechtsverletzungen, eine Linie, die nie mehr übertreten werden darf. Jedes gesunde Kind, das durch die Nebenwirkung einer unnötigen Impfung Schaden nimmt oder stirbt, ist damit einer vermeidbaren Untat zum Opfer gefallen. Der Beschluss des 124. Deutschen Ärztetages ist eine Schande für die deutsche Ärzteschaft!*

Die Presse sekundiert der neuen Leichtsinnigkeit

Die allgemeine Moralverwirrung stellt die Realität auf den Kopf. Bewährte Standards werden im Rahmen der Pandemie in kurzer Zeit geradezu weggeschwemmt. Dass trotz der fehlenden üblichen Arzneimittelsicherheitsstandards die genetische Impfstoffgeneration an Kindern ausprobiert wird, ist der bürgerlichen Presse kaum eine Randnotiz wert. Die Sorgen der Eltern werden als „esoterische Spinnerei" abgehandelt. Die bisherige Sorgsamkeit im Umgang mit Medizinprodukten scheint ausgerechnet bei einem völlig neuen Wirkprinzip, das wegen des Eingriffs in die Zellgenetik sorgfältigster Sicherungsmaßnahmen bedurft hätte, in eine unfassbare Oberflächlichkeit umgeschlagen zu sein.

Der Tagesspiegel druckte einen Artikel zweier Ärzte über Eltern ab, die COVID-19-Impfungen bei Kindern ablehnen, und demonstrierte damit eindrücklich die Beteiligung der Presse an der unverantwortlichen Verschiebung der Maßstäbe.

„Denn die Vernunft der Masse sorgt für die viel beschworene Herdenimmunität. Dabei sinkt die Wahrscheinlichkeit, sich an einer bestimmten Krankheit anzustecken, weil der Großteil der anderen Kinder geimpft ist und es auf diese Weise nicht zu Ausbrüchen kommen kann. […]

Was bewegt Menschen dazu, ihren Kindern den Impfschutz vor schweren und im schlimmsten Fall tödlich verlaufenden Krankheiten vorzuenthalten? Zwei Argumente halten sich hartnäckig: Impfungen verursachten erstens Neben- und vor allem Langzeitwirkungen. Zweitens sei es kein Problem bestimmte Krankheiten ‚durchzumachen‘. Die Immunität dagegen sei danach sogar besser. Aber beide sind nicht nur wissenschaftlich nicht haltbar, sondern auch gut widerlegt." […]

Geht die elterliche Freiheit aber so weit, dass Kinder bewusst einer relevanten Gefahr ausgesetzt werden dürfen, nur weil deren Eltern Schwierigkeiten haben, wissenschaftliche Zusammenhänge zu verstehen oder zumindest anzuerkennen?" [59]

Dieser Artikel setzt COVID-19-Impfungen mit seit Jahrzehnten bewährten Schutzimpfungen gleich und stellt die berechtigten Sorgen von Eltern als wissenschaftsfeindlich und eigennützig dar. Dabei strotzt der Beitrag selbst von unwissenschaftlichen Aussagen, indem er die natürliche Immunität abwertet und eine schützende Herdenimmunität bei COVID-19 voraussetzt, die weder bewiesen ist und die es schon wegen der Mutationsneigung des Erregers und der zeitlich begrenzten Impfimmunität gar nicht geben kann. Die Argumentation stellt im Zusammenhang mit CO-VID-19 dazu die unethische Forderung auf, unmündige Kinder der Gesellschaftsimmunität wegen persönlichen Gesundheitsgefahren aussetzen zu müssen. Der eigentliche Skandal ist jedoch, dass eine solch wissenschaftsverbrämte Propaganda auf der Wissensseite einer renommierten Tageszeitung erscheint und damit die ethische Verwirrung noch angeheizt wird.

Politische Weichenstellungen in der Corona-Pandemie. Die dritte Weiche: der Wahn totaler Kontrolle

Richtung ohne Ausweg

In Deutschland gab es in der regierungsoffiziellen Lesart von vornherein nur einen Ausweg aus der Pandemie: die Durchimpfung der gesamten Bevölkerung. Dieses Paradigma galt als alternativlos, sogar schon, bevor überhaupt erkennbar war, ob in der kurzen Zeit ein wirksamer und verträglicher Impfstoff entwickelt werden würde. Der in einer aufgeklärten und rational handelnden Gesellschaft notwendige wissenschaftliche Diskurs über das Krisenmanagement wurde von Anbeginn an und über alle Phasen hinweg konsequent durch die einseitige Auswahl der politischen Berater unterdrückt. Ein Gefahrenszenario mit zehnfach hochgerechnetem Todesrisiko wurde zur Regieanweisung. Nicht Einsicht, sondern Angst sollte die Menschen gefügig machen. Der mangelnde Schutz der Alten und Gefährdeten, der die Todeszahlen hochschnellen ließ, wurde zum Kronzeugen der Gefahr umgedeutet. Die tagtägliche Nennung von Todeszahlen und Infektionsinzidenz suggerierten den alleinigen Zusammenhang dieser beiden Faktoren. Die wachsende Angst machte den Weg frei für die überwiegende Akzeptanz der Beschränkungen. Zweifel und Widerstände gegen die Sinnhaftigkeit dieses Vorgehens wurden als Außenseiter-Positionen oder gleich als „Querdenkerei" hingestellt. Skeptische Stimmen blieben ungehört oder wurden diskreditiert.

Eine kampagnenartige Moralisierung verbannte auch die fundierteste Kritik aus dem öffentlichen Raum. Polarisierung und Schwarz-Weiß-Malerei erstickten jede Chance auf echte Kommunikation. Immer wiederkehrende, scheinbar infektiologisch alternativlose Horrorszenarien ließen die laienhafte Bevölkerung die stets unerträglicher werdenden Kollateralschäden der endlosen Lockdowns erdulden.

Als die Impfstoffe bereitstanden, das Erlösungsversprechen zu erfüllen, erwies sich der angeblich einzige Ausweg als äußerst holprig. Mangelhafte Logistik, fehlender Impfstoff und unerwartet hohe Nebenwirkungen ließen an den Erwartungen zweifeln. Abwägendes Vorgehen im Ausland und ermutigende alternative Modellversuche in Deutschland begannen, das Vertrauen auf die Verlässlichkeit der Regierungslinie zu erschüttern. Nachdem die Todeszahlen, sicher auch als Erfolg der Impfung der ältesten Mitbürger, sanken und im Februar 2021 statistisch sogar eine Untersterblichkeit registriert wurde, verlagerten Regierung und Medien den „Todes-Horror" auf einen „Infektionsinzidenz-Horror".

In einem erneuten Angstszenario wegen der angeblich extrem gefährlichen britischen Mutationsvariante wurde der bisher dreimonatige Lockdown immer weiter verlängert. Die ermutigenden Versuche von Landespolitikern wie im Saarland und Bürgermeistern wie in Tübingen oder Rostock, einen Mittelweg zwischen gesellschaftlich-wirtschaftlichen Schäden und Infektionsschutz zu finden, wurden unter dem Vorwand, Einigkeit herstellen zu müssen, von der Bundesregierung durch eine Verschärfung des Infektionsschutzgesetzes abgewürgt. In einem erneuten Albtraum-Szenario ohne reale Notsituation nahm die Bundesregierung der föderalistischen Abstimmung das Heft aus der Hand und stellte sich einen gesetzlich sanktionierten Freifahrschein für ihre alleinige Verfügungsgewalt aus.

Selbst als die Infektionsinzidenzen längst bundesweit tief unter 50 Fällen pro 100.000 Einwohner lagen, ließ sich die Regierung die Einschränkung der Grundrechte am 11.6.2021 weiter verlängern. *Das Grundgesetz, das juristische Juwel, welches die Väter der Bundesrepublik nach den schlimmsten Verbrechen der Neuzeit für unser Land als Haltegriff ersonnen hatten, um zukünftige Bedrohungen der Demokratie abzuwehren, wurde in wesentlichen Elementen ohne wirkliche Not außer Kraft gesetzt.* Zum komplizierten Absicherungssystem vor totalitärem Missbrauch gehört auch die Gewaltenaufteilung zwischen Bund und Ländern. Wesentliche Elemente sind die Freiheit der informellen Selbstbestimmung und die Unversehrtheit der Wohnung, Rechte, die nur bei schweren Verbrechen auf richterliche Anordnung beschnitten werden dürfen. All diese Grundpfeiler unserer Demokratie wurden wegen einer Infektionskrankheit, die für 99,9 Prozent der Menschen nicht tödlich war, aufgehoben.

Erschwerend bei der Bewertung des Infektionsverlaufs nach Infektionsinzidenzen kommt hinzu, dass die Zahl nach der Anzahl der positiven RT-PCR-Tests gemessen wird. So eine undifferenzierte, schematische Anwendung bewirkt einer Studie der Universität Duisburg zufolge, die 190.000 Tests ausgewertet hatte, dass eine falsch hohe Zahl ansteckungsfähiger Menschen gemessen wird, die bei 60 Prozent liegen könne. „Ein positiver RT-PCR-Test allein ist nach unserer Studie kein hinreichender Beweis dafür, dass Getestete das Coronavirus auf Mitmenschen auch übertragen können", sagt Erstautor Prof. Dr. Andreas Stang, Direktor des Instituts für Medizinische Informatik, Biometrie und Epidemiologie (IMIBE) des Universitätsklinikums Essen. „Die am Ende errechnete Zahl von SARS-CoV-2 positiv Getesteten sollte daher nicht als Grundlage für Pandemiebekämpfungsmaßnahmen, wie Quarantäne, Isolation oder Lockdown, benutzt werden." [60]

Der Knackpunkt des Infektionsschutzgesetzes und seiner Verschärfung, den offensichtlich selbst die abstimmenden Abgeordneten nicht begriffen hatten, war die Festlegung auf Infektionsinzidenzen. Damit waren nicht mehr die besten wissenschaftlich basierten Erkenntnisse und besonnene Abwägungen für das Krisenmanagement maßgeblich. Stattdessen goss man ein nicht legitimiertes, seit Pandemiebeginn stur verfolgtes Prinzip endgültig in Beton.

Von einer rational agierenden demokratischen Gesellschaft hätte man mit Recht erwarten können, dass die besten Köpfe der Nation im Verlauf der Zeit ein optimales Krisenmanagement erarbeiten und alle Facetten der gesellschaftlichen Auswirkungen in den Blick nehmen. So hingegen bestimmten, wie bereits skizziert, einzelne Wissenschaftler das Geschehen: Christian Drosten, der Virologe, Lothar Wieler, der Leiter des staatlichen Robert-Koch-Instituts und Karl Lauterbach, der Politiker mit eindeutiger Agenda und ohne infektiologisch-epidemiologische Erfahrung. Hin und wieder ergänzten dieses Trio einige andere ausgewählte „regierungstreue" Experten. Besonders prekär war die Rolle Lauterbachs, der den Eindruck erweckte, Politiker und wissenschaftlicher Experte gleichzeitig zu sein. *Wissenschaft als Ergebnis offener Diskurse wurde zur Talkshow-Angelegenheit degradiert. Ein einziges Armutszeugnis einer sich als modern und demokratisch definierenden Gesellschaft!*

Der ehemalige Bundesverfassungsrichter Hans-Jürgen Papier, von 2002 bis 2010 Präsident des Karlsruher

Bundesverfassungsgerichts, warnt in einem Interview mit der Neuen Zürcher Zeitung:

„Auch wer die Gesundheit der Bevölkerung schützen will, darf nicht beliebig in die Grundrechte eingreifen. Die Politik muss die Maßstäbe ihres Handelns offenlegen, einen naturwissenschaftlichen Automatismus gibt es nicht, das Parlament sollte aus dem Dämmerschlaf erwachen." [61]

Papier kritisiert ebenfalls die Schieflagen in der politischen Debatte um das Coronavirus. Wenn ein so hochrangiger ehemaliger Verfassungsrichter dies der Politik ins Stammbuch schreibt, sollte uns bewusst werden, dass unser Grundgesetz derzeit von der gewählten Regierung selbst bedroht ist. Gegen das windige Infektionsschutzgesetz von November 2020 und die noch viel angreifbarere Novellierung im April 2021, welche den Föderalismus aushebelte und der Regierung alle Macht in die Hand gab, kann nur das Verfassungsgericht entscheiden. Die Realitäten sind jedoch längst geschaffen.

Völlig erschütternd erleben kritische Geister sogar Zensur in unserem Land, welches sich vermeintlich doch so klar von den Gepflogenheiten autoritärer Staaten zu unterscheiden schien. Mein kleiner Beitrag in einem You-Tube-Kanal, auf dem Ärzte sich gegen Kinderimpfungen aussprachen und auf dem auch ich meine Argumente in Kurzform nannte, wurde vom Provider gelöscht. Posts in sozialen Medien, in denen kritische Wissenschaftler zitiert wurden, blockte man mit dem Hinweis, es handle sich nach einem internen „Fakten-Check" um Falschnachrichten. Als solche wurden auch abweichende Meinungen über die Virusentstehung so lange als Fake behandelt und gelöscht, bis der neue US-Präsident Joe Biden selbst das Thema aufgriff. Das vielleicht einzige von solchen Machenschaften bisher freie Mitteilungsforum Telegram wurde diesbezüglich vom Justizministerium auf den gleichen Umgang mit sogenannten Falschnachrichten durch einen Bußgeld-bescheid zu verpflichten versucht. Wiederum wenig in der Öffentlichkeit thematisiert wurde die im Juni 2021 beschlossene Ausweitung der Rechte, Staatstrojaner zu Überwachung Krimineller auf allen Informations- und Kommunikationsmedien einzuschleusen. Damit darf die Bundespolizei das Instrument ohne richter-lichen Beschluss einsetzen, während die Provider dies tolerieren müssten. [62] Wenn nun noch die gleiche Argumentation wie bei der geheimdienstlichen Über-wachung der Querdenker benutzt wird, nämlich die neu geschaffene Kategorie „verfassungsschutzrelevan-te Delegitimierung des Staates", dann kann damit jede abweichende Auffassung zu staatlichen Maßnahmen Anlass zur Überwachung werden.

Wohlgemeinte Eingriffsinstrumente, die gegen Clan-Kriminalität, Finanzbetrug, Kindesmissbrauch oder menschenverachtende Hasskriminalität entworfen wurden, können so zum Vorwand einer Zensur um-

funktioniert werden, die regierungskritische Beiträge als bedrohliche Falschmeldungen klassifiziert. Besonders leicht ließe sich dieses Argument bei Gesundheitsfragen anwenden, da hier ein besonders großer Spielraum wissenschaftlicher Betrachtungsweise vorherrscht. Wie ist das noch mit dem im Grundgesetz verbrieften Recht auf freie Meinungsäußerung zu vereinbaren?

Vorgänge wie der Umgang mit dem wissenschaftlichen Diskurs im Falle des kanadischen Forschers Bridle münden immer mehr in Diskriminierungen von Wissenschaftlern, welche dem allgemeinen politischen Kurs zuwiderlaufende Studienergebnisse publizieren. Dies ist inzwischen ein weltweites Problem, das auch sehr viele und wesentliche deutsche Mainstream-Medien betrifft. Es lässt aus meiner Sicht nur die Deutung zu, dass die Konzentration im Informations- und Pressewesen inzwischen ein hohes Maß an informeller Abhängigkeit geschaffen hat, welche deren „Wächterfunktion" lähmt. Wenn es um finanzträchtige Themen von Großinvestoren geht, wird die öffentliche Meinung ganz offensichtlich massiv zugunsten derer Interessen manipuliert.

Die weltweite Bewusstseins- und Meinungsbildung befindet sich offensichtlich in der disruptiven Gefährdung, von sauberen Informationen abgekoppelt zu werden, was zu fatalen Fehlhandlungen führen muss. *Die COVID-19-Pandemie hat in erschreckender Weise verdeutlicht, dass wichtige Informationen nur noch über verschlungene Kanäle zu erlangen sind. Natürlich gibt es unter ihnen auch Meinungsblasen verschwörerischer oder rechter Gesinnung. Den kritischen Diskurs insgesamt in das Abseits von Verschwörungsmythen zu verweisen ist jedoch um ein Vielfaches gefährlicher. Denn dieser Diskurs gehört zur DNA unseres Zeitalters. Ohne ihn wäre eine neue Willkürherrschaft geradezu vorgebahnt.*

Es stehen neben der Beschränkung der Meinungs- und Informationsfreiheit viele weitere bedrohliche Eingriffe zur Debatte:

- Die Einschränkung der Selbstbestimmung bezüglich Gesundheit und Bewegungsfreiheit.
- Eine direkte oder indirekte Impfverpflichtung.
- Die Sammlung von Gesundheitsdaten und deren Freigabe für staatliche und industrielle Interessen.
- Eine Erfassung persönlicher Kontakte.
- Indirekte Beschränkungen der Berufs- und Gewerbefreiheit.

… und vieles andere mehr.

Ein Blick zurück in die Weimarer Republik sollte uns zu denken geben. Damals gaben ebenfalls Ängste und eine eingeengte Wissenschaftsauffassung, die des Sozialdarwinismus und Biologismus, Anlass zu fehlender Wachsamkeit. Die darauffolgende Diktatur wurde also auf dem Boden einer vermeintlichen wissenschaftlichen Absegnung aufgebaut. Auch das Management der Corona-Pandemie wird mit geschürter Angst und einer einseitigen, stark industrie-lobbyistisch geprägten Wissenschaftsposition begründet. *Dass die Demokratie letztlich der Diktatur wich, war für die meisten Menschen in der Weimarer Zeit lange Zeit undenkbar. Dass muss für uns eine immerwährende Warnung bleiben. Denn unsere Demokratie hat sich, wie oben ausgeführt, in der Pandemie mitnichten als prinzipientreuer Fels erwiesen. Ein Verstecken von Politik hinter einseitiger Wissenschaft sollte für immer obsolet sein!*

Der Schutz durch unser Grundgesetz hält nur so lange, wie es selbst geschützt wird.

Allein die Angst machte im Pandemieverlauf einen Staatsstreich gegen die Vernunft möglich! Selbst wenn wir zu geordneten Verhältnissen zurückfinden sollten – das Pandemie-Management der Bundesregierung bliebe eine Modellvorlage für jede zukünftige diktatorische Anmaßung.

Parteien und Parlamentarismus im Corona-Schlaf

In der Corona-Krise verloren die Parteien endgültig ihr Profil. Das muss man vielleicht nicht bedauern, es zeigt jedoch eine Veränderung an, die untergründig wohl schon lange vonstattengeht. Alle Parteien außer der populistisch agierenden AfD trugen die Regierungslinie mit. Lediglich die FDP meldete halblaute Bedenken bezüglich des Verlusts an Liberalität und Bürgerrechten an. Ein lebendiger parteipolitischer Grundsatzdiskurs über den Umgang mit der Krise fand zu keiner Zeit statt. In einer echten Katastrophensituation wie zu Beginn der Pandemie ist eine große Einigkeit sicherlich angemessen. Als die anfängliche echte Notlage allerdings in ein Dauerproblem überging, verpassten es die Parteien, durch Schärfung ihrer Profile zu einem kreativen Kompromiss im Krisenmanagement zu gelangen. Daher blieben die großen Nöte der vielen Menschen, die unter den Kollateralschäden der Lockdowns litten, ohne Fürsprecher.

Die Angst vor Image-Verlust mag die etablierten Parteien daran gehindert haben, echte Schritte hin zu einer differenzierenden Sichtweise zu unternehmen. Bei der Debatte um das Infektionsschutzgesetz trat gerade jene Partei, welche den Grundgesetzgedanken eigentlich am entferntesten steht, als verfassungsschützend auf. Die eintönige Kritikvermeidungsstrategie der anderen Parteien ließen ihr den Raum für dieses durchsichtige Spiel. Die links zu verortende Opposition mag wiederum gefürchtet haben, dass ein Widerstand gegen das Handlungskonzept der Regierung ihnen als moralisches Fehlverhalten gegenüber einer nationalen Bedrohung ausgelegt werden würde, als sie ihr kapitalismuskritisches Profil bis zur Unkenntlichkeit verleugnete. Eine große Rolle spielte dabei das Ansehen von Angela Merkel. Sie hatte in ihrer langen politischen Karriere bewiesen, dass sie unaufgeregt durch Krisen zu steuern vermag. Daher galt in der Pandemie-Situation Kritik an ihrem Kurs fast als Sakrileg.

Selbst die Partei Die Grünen, die bei den Debatten über eine gentechnologische Landwirtschaft stets als engagierter Warner auftritt, äußerte keinerlei Bedenken bezüglich der Anwendung genetischer Zellmanipulation bei Kindern, einem Nachhaltigkeitsthema par excellence. Ihr selbstverordneter Maulkorb erstickte angesichts des Gruppendrucks im Pandemie-Management jegliche vorsichtige Reflexion und veranlasste sie sogar zur Distanzierung von ihrem kreativ und erfolgreich handelnden Parteimitglied Boris Palmer.

Ein durchaus möglicher Rückschlag bezüglich der neuen gentechnologischen Techniken, beispielsweise durch Auftreten unerwarteter Spätschäden, könnte einen GAU auslösen, weil damit der Konzeption der Regierungslinie und der Zustimmung durch die Oppositionsparteien die Berechtigung entzogen wäre. Denn dann würde sich herausstellen, dass sämtliche tragenden demokratischen Kräfte einem Irrtum gefolgt sind. Die Starrheit der praktizierten politischen Agenda erweist sich so als ein Russisches Roulette auf die demokratische Stabilität.

Damit lastet auf der Qualitätsbeurteilung der Impfstoffe ein enormer Erfolgsdruck, der eine sorgfältige und nüchterne Bewertung kaum noch möglich macht. *Politisch gesehen dürfen die Impfstoffe überhaupt nicht scheitern. Probleme, die ganz offenbar werden, müssen* somit verschwiegen, abgewiegelt oder in immer neuen *Manipulationen einem Reframing unterzogen werden.* Solches zeigte sich schon, als zunächst versucht wurde, die schwere Nebenwirkung von Sinusvenenthrombosen bei Impfstoff von AstraZeneca zu verleugnen oder herunterzuspielen.

Dass Unsicherheiten beim Impfschutz für die Hochgefährdeten in Kauf genommen werden müssen, kann nahezu jeder verstehen. Was aber kann geschehen, wenn sich Impfschäden bei den wenig Gefährdeten herausstellten? *Im Abweichen von der demokratischen Kultur des gesellschaftlichen und wissenschaftlichen Diskurses hat man ganz auf Angst und nicht auf Reife und Einsichtsfähigkeit gesetzt. Hoffentlich kann unsere Demokratie diesen Fauxpas je wieder reparieren!*

Verschwörungserzählungen

Kritikern des Pandemiemanagements wird sehr häufig das Bedienen von Verschwörungstheorien vorgehalten, und dies nicht nur in Deutschland. Auch in anderen europäischen Ländern und sogar weltweit wird beklagt, dass im Netz ein Wildwuchs konspirativer Theorien die Menschen verwirre. Im Zusammenhang mit der Pandemiegefahr müsse man sich, so der Tenor, mit aller Macht gegen Verharmlosungen und Verschwörungen von geistig Verwirrten wehren, weil sie einen sachlich-rationalen Umgang mit der Bedrohung erschwerten. Statt einen Diskurs über solche Theorien zu führen, sind sogenannte Fakten-Checker in den Medien eifrig bemüht, solche Erzählungen gleichzeitig auf ihre Weise zu kolportieren und sie sofort zu entkräften.

Wie beim Abschnitt über die Querdenker bereits besprochen, wird in Deutschland den sogenannten Virusleugnern und Verschwörungstheoretikern besonders gern eine Nähe zur Rechtsradikalität unterstellt. Da Rechtsradikalität angesichts der deutschen Vergangenheit zu Recht mit höchster Verachtung gestraft wird, wiegt dieser Vorwurf besonders schwer und stellt die damit Bezeichneten unmittelbar ins gesellschaftliche Abseits. Als jemand, der als Kind noch die Nachwehen der NS-Zeit zu spüren bekam, der mit der 68er-Bewegung gegen die Verharmlosungen der Vergangenheit aufbegehrte und der sich im Rahmen einer Dissertation intensiv mit Rassismus und Rassen-„Hygiene" auseinandergesetzt hat, erlaube ich mir, mit einem historischen Exkurs zu etwas Klärung beizutragen.

In der Zeit nach dem Zweiten Weltkrieg fühlten viele Deutsche sich von den Siegermächten zu Unrecht beschuldigt. Ehemalige Funktionsträger der NS-Zeit saßen zu Beginn der jungen Bundesrepublik weiterhin in wichtigen Gremien. Professoren, welche dem Rassendenken einen wissenschaftlichen Anstrich verliehen hatten, lehrten an den Universitäten über ein Jahrzehnt unangefochten weiter. Nicht wenige Deutsche hielten die Berichte über die Grauen in den Konzentrationslagern für Propaganda. Die allgemeine Bevölkerung war von der NS-Führung bezüglich der Grausamkeiten, der Ermordung von Juden, Sinti und Roma, von politisch Missliebigen und geistig Behinderten bewusst in Unkenntnis gehalten worden. Der Schock war groß, als die ersten Dokumentarfilme über die Konzentrationslager gezeigt wurden. Jugendliche warfen nun ihren Eltern vor, solches Unrecht zugelassen zu haben, und fragten nach deren Mitschuld. Viele Erwachsene fühlten sich als Opfer von Verleumdung, hielten die erschütternden Dokumente teils für Fälschungen oder argumentierten, es sei nun mal Krieg gewesen und in dessen Rahmen hätten die Anderen ja auch Schlimmes verbrochen. Offiziell überwog Schweigen. Man konnte oder wollte die Mitschuld an dem Grauen nicht tragen, an dem man nicht allein durch aktive Teilnahme, sondern infolge ideologischer Verwirrung vor allem durch Gutgläubigkeit, Wegsehen und Verdrängung beteiligt gewesen war. Letztlich führte erst der Generationenwechsel zur breiten Verantwortungsübernahme der Verbrechen.

Moraldispute in Deutschland führen angesichts der Ungeheuerlichkeiten der nationalen Vergangenheit bis heute schnell zu harten Vorwurfshaltungen. Die Erinnerungskultur fokussiert sich jedoch fast ausschließlich auf den Rassismus und den Antisemitismus. Wer sich heute dagegen positioniert, mag leicht glauben, schon allein dadurch auf der moralisch richtigen Seite zu sein. Aber Vorsicht! Unter der Oberfläche von Vereinfachungen bleibt der eigentliche Kern des Gesamtkomplexes Nationalsozialismus leicht verborgen. Gerade das wurde in der Corona-Krise zu einem großen Problem!

Zum Verständnis meiner Aussage reihe ich im Folgenden wichtige Essentials und Denkmuster des Phänomens Nationalsozialismus aneinander.

- Der Wechsel vom religiösen zum wissenschaftlichen Weltbild hatte im ausgehenden 19. Jahrhundert zwar einerseits mit den klerikalen Strukturen aufgeräumt, andererseits aber auch das spirituelle Selbstverständnis des Aufgehoben-Seins in einem sinnhaften großen Zusammenhang beendet. Darwins Evolutionstheorie gab den Startschuss für eine Neuinterpretation der menschlichen Wirklichkeit. Statt des religiösen Konzepts, welches das „Wunder der Schöpfung" verehrte und eine „Gleichheit vor Gott" postulierte, etablierte sich aus der Wissenschaft heraus ein neues Bild: Es herrschten Naturgesetze der Höherentwicklung, die keinen göttlichen Plan mehr brauchten. Alle Entwicklung der Welt beruhe demnach auf Naturgesetzen wie der Variation und Selektion, die zu einem quasi automatischen Optimierungsprozess führten, in dem sich das besser Angepasste, später verkürzt auf das „Bessere", durchsetze.

- In der weiteren Folge dieses Perspektivwechsels
  unterstellten Wissenschaftler und Politiker auch
  dem sozialen Leben einen Mechanismus, demzufolge sich das „Bessere" durchsetzen müsse, weil
  andernfalls ein „kontraselektiver" Prozess zur
  Verschlechterung des menschlichen Bestands und
  seiner Kultur folgen würde. Mit den ersten profun-
  den Kenntnissen der Vererbungslehre fühlten diese
  sich berechtigt und aufgerufen, die bisher unange-
  tastete natürliche Selektion zu verbessern. Andernfalls stünde, so lautete das Narrativ jener Zeit, der
  „Untergang des Abendlands" im Raum. Auf Basis
  dieser Betrachtung ordnete man Menschengrup-
  pen, die man als geschlossene Rassen definierte,
  und Mitgliedern der eigenen Gesellschaft unterschiedliche Werte zu, was in letzter Konsequenz zur
  Basis der politischen Umsetzung von Selektion und
  Vernichtung wurde.

Wenn man sich heute von Rassismus distanziert, über-
sieht man leicht, dass man damit zwei ganz entscheidende Aspekte noch überhaupt nicht berücksichtigt
hat.

1. Man hat nicht hinterfragt, wie problematisch es
   ist, das menschliche Weltbild mittels scheinbar
   wissenschaftsbasierter Ideologien zu definieren.
2. Man ist nicht der Gefahr aus dem Weg gegangen,
   weiterhin den Gedanken zu pflegen, dass die Natur
   unbedingt „optimiert" werden müsse.

Im Kapitalismus, der systembedingt „Winner" und „Loser" produziert, gehören die Wertebetrachtung und der scheinbar unaufhaltsame Optimierungszwang zur Geschäftsgrundlage. Auch einen weiteren, eher unbewusst vollzogenen Wandel im Denken gilt es zu beachten: Die Wissenschaft vor dem 20. Jahrhundert konzentrierte sich auf das Verständnis der in der Natur beobachteten Vorgänge. Damit formten auch die in der Natur allgegenwärtigen Zyklen ihr Denken. Dies traf sogar noch auf Albert Einstein zu. Die modernen analytischen Wissenschaften folgen eher linearen Kausalitäten und vernachlässigen dadurch leicht die Gesamtzusammenhänge. *Wenn man die Wissenschaft beobachtet, sollte man sich bewusst sein, dass sich ihr Forschen immer im Kontext ihrer jeweiligen Zeit vollzieht und man ihre Ergebnisse nicht mit unumstößlichen Wahrheiten verwechseln darf.*

All diese Hinweise bedeuten, dass die tieferen Ursachen der folgenreichen Verirrungen des Nationalsozialismus keineswegs dadurch beseitigt sind, dass man den Rassismus ablehnt. Alle heutigen sozialen und ökonomischen Ungerechtigkeiten wie Hunger, Elend, moderne Kriege und Umweltzerstörungen stehen vielmehr im Zusammenhang mit dem Weiterbestehen „blinder Flecke" der Neuzeit.

Den gesamten Komplex habe ich in meinem Buch *Medizin ohne Moral* ausführlicher beleuchtet. In Zusammenhang mit der Corona-Pandemie und der Verschwörer-Thematik muss man sich vor Augen halten, dass uns die Erfahrung aus dem Nationalsozialismus auch lehrt, was für ein großes intellektuelles Versäumnis es war, nicht rechtzeitig entlarvt zu haben, wie die wertenden Thesen der Wissenschaftler, die politische Rezeption dieser Aussagen in Hitlers Thesenschrift *Mein Kampf* und die heimliche Unterstützung durch deutsche Großindustrielle zusammengingen. Als verdeckte Aktionen wie der offensichtlich fingierte Reichstagsbrand die Stimmung der Bevölkerung dahingehend umkippen ließ, dass sie aus einem Bedrohungsgefühl heraus die Rücknahme der demokratischen Rechte hinnahm, war es längst zu spät. Das Versagen jedoch, die wahren Vorgänge nicht durchschaut und verhindert zu haben, muss nicht zuletzt großen Teilen des Bürgertums, der Wissenschaft und der Wirtschaft angelastet werden.

Sind wir in der Konsequenz nicht aufgerufen, es heute besser zu machen und im grellen Licht der Transparenz auch die möglichen Hintergründe unseres Zeitgeschehens zu durchleuchten? Es wäre kein geringes Versäumnis, nicht alle Zusammenhänge eines so folgenreichen Ereignisses wie der Corona-Pandemie wach und kritisch zu hinterfragen. Kritik per se ins Abseits zu stellen verbietet sich also.

Wie kann der Weg zwischen grundlosen wilden Verdächtigungen einerseits und notwendigem kritischem

Hinterfragen andererseits aussehen? Man findet ihn nur in einem vorurteilsfreien, offenen und faktenbasierten Diskurs. Weil dieser beim Thema Corona-Pandemie weitestgehend gefehlt hat, entstand ein gegenseitiges Misstrauen, das die große Gefahr einer erneuten grundlegenden Fehlentwicklung in sich trägt.

Auch wenn ich nur einen kleinen Teil der sogenannten Verschwörungstheorien überblicke, scheint mir ein umstrittener Begriff im Mittelpunkt zu stehen, der als „The Great Reset" bezeichnet wird. Er geht vorrangig auf die Person des deutschen Professors Klaus Schwab zurück, dem Vorstandsvorsitzenden des 1971 von ihm gegründeten Weltwirtschaftsforums. Daher habe ich mich mit dem von ihm und Thierry Malleret im Sommer 2020 herausgegebenen Buch *Covid-19: Der große Umbruch*: Der große Umbruch etwas beschäftigt. [63] Im Vorspann heißt es, die Autoren mahnten bereits Anfang Juli 2020, wir stünden an einem Scheideweg. Ein Weg würde uns in eine bessere Welt führen, eine integrativere, gerechtere und umweltfreundlichere Welt. Der andere würde uns in eine Welt führen, die der ähnelt, die wir gerade hinter uns gelassen haben – nur schlimmer und ständig von bösen Überraschungen geplagt. Wir müssten also den richtigen Weg wählen.

Was ist das Weltwirtschaftsforum, dessen Vorsitzender in seinen Büchern seine Vorstellungen von der Zukunft der Welt konkretisiert? Es ist ein von Klaus Schwab konstituiertes, informelles alljährliches Treffen im Januar in Davos, an dem inzwischen etwa 3.000

Vertreter aus Wirtschaft, Politik und Gesellschaft teilnehmen. Parallel dazu existiert ein Forum für junge Führungskräfte, das Young Global Leaders, welches ebenfalls von Schwab initiiert wurde. In einer linken Zeitschrift wird dieses Projekt so beschrieben:

„Die Stiftung wurde 2004 vom Vorsitzenden des Weltwirtschaftsforums, Klaus Schwab, als Nachwuchsschmiede gegründet. Über die Hälfte der Mitglieder sind junge Wirtschaftsbosse, dazu gesellen sich Politiker, Schauspieler und andere Personen des öffentlichen Lebens. Wer ‚Young Global Leader‘ werden möchte, darf nicht vor 1983 geboren sein, braucht Fürsprecher und muss fünf bis 15 Jahre lang durch herausragende Leistungen und Führungsqualitäten aufgefallen sein. Mögliche Kandidaten werden durchleuchtet und von zwei innerhalb des Verbands angesiedelten Komitees in einem acht Monate dauernden Prozess ausgewählt. Jahr für Jahr beginnen gut 100 ‚Young Leaders‘ eine fünfjährige Ausbildung zur Ausbeutung. Deren Kernstück ist das ‚YGL Oxford University Executive Education Programme‘. Es zielt darauf, ‚Führungskräfte für nuancierte Entscheidungsfindung vorzubereiten‘, die in der heutigen Welt notwendig sei. ‚Das Modul‘, vermeldet der Jahresbericht 2019/2020, ‚fordert Teilnehmer heraus, Leadership in dynamischen Umgebungen neu zu denken, während ihre Selbstverwirklichung gefördert wird.‘“ [64]

Klaus Schwab geht es vor allem um die Gestaltung der 4. Industriellen Revolution: Laut dem Informationsmedium Industry-of-the-things wurde dieser „Begriff selbst auf der Hannover-Messe 2011 geprägt und als wichtiger Bestandteil in die Hightech-Strategie der Bundesregierung aufgenommen. Zwei Jahre später nahm die vom Digitalverband Bitkom, dem Zentralverband der Elektroindustrie (ZVEI) und dem Verband Deutscher Maschinen- und Anlagenbau (VDMA) eingerichtete Plattform Industrie 4.0 ihre Arbeit auf. Diese Plattform ist das zentrale Netzwerk für nationale und internationale Aktivitäten zur digitalen Transformation in Deutschland.

Die 4. Industrielle Revolution wurde maßgeblich durch physische sowie digitale Trends geprägt. Klaus Schwab nennt vier materielle Manifestationen der 4. Industriellen Revolution, die konkret und damit greifbar sind:

- Selbst fahrende Kraftfahrzeuge (nicht nur Autos, sondern auch Lkws, Drohnen, Flugzeuge oder Schiffe)
- 3D-Druck (verwendbar für medizinische Implantate bis hin zu Windturbinen)
- Fortgeschrittene Robotik (vielfältig eingesetzt von der Landwirtschaft bis zur Krankenpflege)
- Neue Materialien (zum Beispiel der Werkstoff Graphen)

Als größten digitalen Megatrend, der die Brücke zwischen der physischen und virtuellen Welt herstellt, nennt er das Internet der Dinge (IoT). Durch die zunehmende Vernetzung von Menschen, Gegenständen und Maschinen mit dem Internet entstehen neue Geschäftsmodelle." [65]

Zusammengefasst ist Klaus Schwab eine herausragende Führungsperson, welche einen extrem großen Einfluss auf den Fortgang der Welt ausübt. Dieser Umstand allein macht es geradezu zur Pflicht, die Agenda dieses Mannes transparent zu machen und zu analysieren. Kritik an seinem Konzept vorschnell als Verschwörungstheorie zu etikettieren gleicht einem Aufruf zu sorgloser Naivität im Umgang mit der Zukunft. Für eine eigene tiefe Analyse von Schwabs Agenda fehlen mir in Anbetracht der Komplexität der Thematik an vielen Stellen das Wissen und die Kompetenz. Deshalb gebe ich hier nur meinen Eindruck davon wieder und stelle einige Fragen, die vorrangig die Notwendigkeit unterstreichen sollen, Transparenz zu schaffen.

Erste Frage: Warum räumten die Autoren des Buches, das im Juni 2020 verfasst wurde, als der Fortgang der Pandemie noch völlig offen war, der Corona-Pandemie bereits einen extrem hohen Stellenwert ein, was sich in der Einleitung so liest:

„Die durch die Coronavirus-Pandemie ausgelöste Krise ist beispiellos in der jüngsten Geschichte. Es ist sicherlich keine Übertreibung, wenn wir behaupten, dass sie für die gesamte Welt und jeden Einzelnen die schwierigsten Zeiten heraufbeschwört, die wir seit Generationen erlebt haben. [...] Millionen Unternehmen drohen zu verschwinden." [66]

Im Buch werden viele weitere gewaltige Auswirkungen auf die gesamte Welt beschrieben, die vor allem in ärmeren Gesellschaftsschichten und unentwickelten Kontinenten und Ländern das Armuts- und Hungerpotenzial und die Todeszahlen hochtreiben. Die direkten Todesfolgen von Covid-19 schätzen die Autoren selbst jedoch im Vergleich zu früheren Pandemien mit 0,006 Prozent der Weltbevölkerung als gering ein. Aus den Szenarien geht also indirekt hervor, dass die gravierendsten Folgen eigentlich weniger dem Virus, sondern vielmehr den Lockdowns, die erst vom Herbst 2020 bis Frühsommer 2021 folgten, anzulasten sind. Warum also die Vorhersage von solch extremen Änderungen in der Welt bei einer real als relativ gering zu betrachtenden Gefahr?

Zweite Frage: Die Rückkehr zur Normalität sei nicht vorstellbar, bevor es eine Impfung gäbe, lautet die Einschätzung. Im Juni 2020 war das Pandemie-Geschehen in der westlichen Welt abgeflaut. Weshalb konnten die Autoren den zukünftigen Infektionsverlauf vorhersehen? Warum galt nicht, wie bisher unter Infektiologen, die natürliche Immunisierung ebenfalls als Ausweg, wobei die Gefährdeten natürlich zu schützen gewesen wären? Warum sahen sie nach der erst wenige Monate alten SARS-CoV-2-COVID-19-Erfahrung das einzige Heil in Impfungen, deren Entwicklung normalerweise Jahre dauert? Standen die genetischen Impfstoffe, deren erfolgreiche Wirksamkeit man noch gar nicht absehen konnte, bereits als einziger Ausweg fest?

Dritte Frage: Wollen wir die beschriebene neue Welt? Schwab und Malleret schwärmen, wie sehr die Pandemie die Innovationen der 4. Industriellen Revolution als Katalysator vorangetrieben hat: Bahnbrechende biotechnologische Entwicklungen wie die RNA- und DNA-Techniken fänden nicht nur für Impfungen, sondern für neue Behandlungstechniken überhaupt ihren Weg in die Medizin. Digitale Unternehmen konnten ihre Technologien wie im Zeitraffer um mehrere Jahre schneller einführen. Erwartet wurde, dass Online-Arbeit, Online-Bildung, Online-Shopping, Online-Medizin und Online-Unterhaltung dadurch dauerhaft in unser Leben einziehen würden. Gelobt wird die künstliche Intelligenz, von der wir bereits umgeben seien. Zitat: „Wir werden sehen, dass das ‚Contact Tracing' (die Ermittlung von Kontaktpersonen) außerordentlich effizient arbeitet und sozusagen eine zentrale Rolle im bei der Bekämpfung von Covid-19 erforderlichen Instrumentarium spielt, während es gleichzeitig vorbestimmt zu sein scheint, ein Wegbereiter für Massenüberwachung zu werden."

Vierte Frage: Wollen wir Menschen auf Abstand zueinander gehen? Die Autoren dazu: „In der einen oder anderen Form werden die Social-Distancing-Maßnahmen zum Abstandhalten wahrscheinlich auch nach Abklingen der Pandemie selbst fortbestehen. Das rechtfertigt die Entscheidung vieler Unternehmen aus unterschiedlichen Branchen, die Automatisierung zu beschleunigen. Nach einer Weile werden die andauernden Bedenken wegen einer „technologischen Arbeitslosigkeit" (Ersatz von Menschen durch Maschinen) zurückgehen, da die Gesellschaften die Notwendigkeit zur Umstrukturierung des Arbeitsplatzes zur Minimierung von menschlichem Kontakt unterstreichen werden. Tatsächlich eignen sich Automatisierungstechnologien besonders gut für eine Welt, in der sich Menschen nicht zu nahe kommen dürfen oder bereit sind, ihre Interaktionen zu reduzieren. Unsere unterschwellige und möglicherweise anhaltende Furcht davor, mit einem Virus (Covid-19 oder einem anderen) infiziert zu werden, wird somit den unerbittlichen Vormarsch der Automatisierung beschleunigen, insbesondere in Bereichen, die am leichtesten automatisierbar sind."

Fünfte Frage: Die Autoren beschreiben die Entstehung des neuen Virus SARS-CoV-2 als Folge der von Menschen verursachten Zerstörung der Biodiversität, die wohl als tiefere Ursache seiner Entstehung auf dem Tiermarkt in Wuhan zu vermuten sei. Die Möglichkeit, dass das Virus aus einem Forschungsinstitut stammen könnte, in welchem just in Wuhan daran experimentiert wird, Viruseigenschaften künstlich zu verschlimmern, und in dem speziell an Corona geforscht wurde, fand keine Erwähnung. Ein merkwürdiges Leck bei einer sonst akribischen Analyse von so exzellent informierten Menschen. Die dazugehörigen Fragen lauten doch: Zu welchem Zweck dient eine solche Forschungsarbeit und warum wird sie von Amerikanern und Chinesen gemeinsam in einem Land betrieben, das als Vorreiter technologischer Kontrolle des sozialen Lebens gelten kann?

Sechste Frage: Wie passt der von den Autoren gezeichnete Weg in eine bessere, integrativere, gerechtere und grünere, der Mutter Natur gegenüber respektvollere Welt zur angestrebten technologischen Explosion? Welche Anstrengungen unternahmen die Giganten der Technologien und der Finanzwelt bisher für eine bessere Welt, wo sie doch jede Gelegenheit nutzten, sich vor Beiträgen zum sozialen Fortschritt durch Steuervermeidung zu drücken? Hat das Weltwirtschaftsforum in den letzten fünf Jahrzehnten nicht selbst Anteil an der alten ungerechten Welt gehabt, aus der sie die Menschheit heute führen will? *Kann sich ein von wirtschaftlichen Interessen geleitetes, nicht demokratisch kontrolliertes Forum überhaupt die geistige Führung aus den Dilemmata der vorangegangenen industriellen Revolutionen anmaßen? Will hier der Bock zum Gärtner der Welt werden?*

Die Ansichten der Buchautoren wären nicht mehr als einer von vielen Meinungsbeiträgen, wenn nicht das Weltwirtschaftsforum eine bedeutsame Ideenschmiede derjenigen darstellte, die uns politisch führen. Auch Manager der COVID-19-Pandemie wie Angela Merkel und Jens Spahn hatten daran teilgenommen und Vertreter der grünen Zukunft wie Annalena Baerbock ebenfalls. [67] Man muss ihnen die Teilnahme am Forum und dessen Ausbildungsfunktion nicht anlasten, aber es muss geklärt werden, auf welche Weise sich die Teilnehmer mit der beschriebenen Agenda verbunden haben. Teilen sie die Visionen, alles digital vernetzen zu wollen und damit einer Totalkontrolle den Weg zu bereiten? Sehen sie auch in der Verschmelzung der physischen und der virtuellen Welt eine alternativlose Folge der technologischen Entwicklung? Sind Szenarien wie die eines Elon Musk zu begrüßen, welcher die Menschen per Implantaten mit künstlicher Intelligenz verbinden will?

Der Komplex um den „Great Reset" beleuchtet existenzielle Fragen der menschlichen Fortentwicklung. Die Ideen gehören auf den Marktplatz der öffentlichen Diskurse. Hinterzimmer-Gespräche und selektive Wissenschaftsrezeptionen dürfen diese nicht ersetzen. Abwei-

chende Meinungen hinter einen Vorhang angeblicher
Verschwörungs-Theoretik zu verbannen grenzt die not-
wendige Auseinandersetzung vorab ein und macht eine
wirkliche Aufklärung unmöglich.

Die Frage muss gestellt und investigativ erforscht wer-
den, ob COVID-19 und das Pandemie-Management
nicht aus strategischen Erwägungen zur Beschleunigung
der 4. Industriellen Revolution instrumentalisiert wor-
den sind. Der Umstand, dass die Pandemie gerade in der
Stadt ausbrach, in der an der Verschlimmerung von Co-
ronavirus-Eigenschaften geforscht wurde, ist ein Indiz,
das nicht leichtfertig beiseitegeschoben werden darf.

Für die zukünftige Gesundheit der Welt spielt das Social Distancing eine entscheidende Rolle. Auf die Dauer
behindert es nachhaltig die bisherige natürliche Auffrischung der menschlichen Immunabwehr, womit
die immunologische Resilienz aller Menschen enorm
geschwächt und wir zum permanenten Konsum von
gentechnologischen „Heilmitteln" verdonnert wären.
Eine solche Wirkung auf das Immunsystems führte
jüngst in Neuseeland schon nach einem Jahr striktem
Social Distancing zum Auftreten lebensgefährlicher
Folgewirkungen, wie im Folgenden noch dokumentiert wird. Die technischen Systeme zur Überwachung
von Distanz würden zu einem sozialen Kontrollwahn
führen, wie wir ihn bisher nur von totalitären Staaten
kennen. Darüber hinaus würde ein zentralisiertes globales Katastrophen- und Pandemiemanagement die

nationalen demokratischen Instanzen aushebeln. Erste Hinweise dafür bietet bereits die Weltgesundheitsorganisation WHO als diejenige globale Behörde, die berechtigt ist, eine Pandemie auszurufen. Wie später noch genauer dargestellt wird, änderte sie offensichtlich unter dem Einfluss ihrer privatwirtschaftlichen Geldgeber kurzerhand die Definition von Herdenimmunität in einer Weise, welche die Pharmaindustrie zum alleinigen Retter hochstilisiert.

Auch wenn die Frage ungeheuerlich erscheinen mag: Kann es sein, dass die Profiteure der 4. Industriellen Revolution ihre inzwischen überstaatliche Gestaltungsmacht genutzt haben, eine für ihre Interessen nützliche globale Dramaturgie zu inszenieren? War das unablässige Angstschüren angebracht oder diente es vor allem dazu, störende Barrieren gegen den Vormarsch von Biotechnologie, von Totaldigitalisierung und von kontaktlosem Handel zu beseitigen?

Ist nicht die gleiche technologische Optimierungslogik, die einst die ideale Rasse schaffen wollte, in neuem, nun globalem Gewand wieder auferstanden, um auf ihre Weise erneut die Welt „retten" zu wollen?

Kern meiner Kritik

Leser, die meine Kritik am Management der Regierung als zu streng oder zu pauschal empfinden, möchte ich auf die Wichtigkeit eines Grundproblems unserer Zeit hinweisen. Wie wir in Anbetracht von Vorgängen wie dem Klimawandel begriffen haben, stehen unsere Lebensbedingungen auf der Erde und damit die Zukunft unserer Kinder auf dem Spiel. *Das Kernproblem dreht sich darum, ob es uns gelingt, den unfassbar dynamischen Fortschritt technologischer Möglichkeiten zu begrenzen und zu kanalisieren, sodass die Schäden nicht den Nutzen übertreffen und einst alle Mühen der menschlichen Entwicklung wieder zunichtemachen.* Das Wissen um diesen lebensnotwendigen Balanceakt allein macht uns aber noch nicht handlungsfähig, denn er ist auch schmerzhaft. *Wir brauchen die mentale und emotionale Reife, nicht alles zu tun, was zu tun möglich wäre.* Ein Ausdruck dieser Vernunft sind die Sicherungselemente, die wir beispielsweise mit Auflagen für den Umwelt- und Datenschutz eingebaut haben. Weitere wichtige Maßnahmen stehen bezüglich der Energieversorgung an. Solche Einschränkungen und Änderungen müssen gegen Widerstände erkämpft werden, weil sie überlebensnotwendig sind. Dies kann nur Erfolg haben, wenn das entsprechende Bewusstsein unsere menschliche Gemeinschaft in der ganzen Breite durchdringt.

Nachdem wir jahrzehntelang in einer Trance naiver Fortschrittsgläubigkeit den großen Gefahren entgegengewandelt sind, wurden wir in jüngster Zeit wachsamer. Dieser Prozess hat einen herben Rückschlag erhalten und viele merken es vielleicht nicht einmal. Mit der Angst um unser Leben haben wir uns bedingungslos den technologischen Innovationen anvertraut und dafür viele gewohnte Sicherheitshürden abgebaut. Dieser Blankoscheck macht die Bahn frei für ein ungezügeltes Wachstum der börsennotierten Giganten, denen wir damit noch mehr Verfügungsgewalt in die Hand geben. Wenn, wie auch Angela Merkel auf dem G7-Treffen forderte, ein supranationales Pandemie-Management geschaffen wird, können keine Partei, kein Parlament und kein Land mehr sich einer von solch oberster Stelle ausgerufenen Ausnahmesituation widersetzen. *Die Zentralisierung macht letztlich den Weg frei für einen möglichen globalen Totalitätsanspruch derer, die in der Welt schon jetzt das lauteste Sagen haben. Ein weltweiter demokratischer Selbstmord aus Angst vor dem Tod?*

Dass Angst geeignet ist, alle Kontrollen außer Kraft zu setzen, ist ein fatales Signal an die Kräfte, die ihre Interessen ohne Rücksicht auf das Gemeinwohl vorantreiben. Wir sind auf dem Weg, das große Spiel um das Menschsein zu verlieren. Das Krisenmanagement unserer Regierung hat dem Vorschub geleistet und die Kritik daran zum Verstummen gebracht. Das kreide ich an.

Ein nüchterner Blick auf das Corona-Virus

Eine Gefahrenbewertung

Die eingangs erläuterte Sicht von Prof. Sucharit Bhakdi und Wolfgang Wodarg hatte die Corona-Infektion für nicht schlimmer gehalten als die alljährlichen Influenza-Epidemien. Der Verlauf der Pandemie hat jedoch gezeigt, dass der Erreger doch gefährlicher ist. Bei den schwer Erkrankten treten Phänomene auf, welche in dieser Form von der Influenza nicht bekannt waren. Insbesondere bereiten den behandelnden Ärzten die offensichtlich überwiegend durch extreme Immunreaktionen ausgelösten Entzündungsvorgänge in den Lungen, den Nieren und den kleinen Gefäßen des Gehirns und Herzens große Probleme. Im Gegensatz zu den alljährlichen Influenza-Wellen ist die SARS-2-Variante des zuvor als harmlos bekannten Corona-Virus wesentlich infektiöser. Das leichtere Eindringen fördert die Übertragungsfrequenz. Dass andererseits die Mehrzahl der Infizierten nicht oder nur gering erkranken, muss dennoch auch als relativ gute Wirksamkeit der vorhandenen, teilweisen Immunität gegen den bereits bekannten Erreger gewertet werden.

Kurz vor Abschluss dieses Buches erfuhr ich durch einen Laborarzt von Studien, die zu belegen scheinen, dass Antikörper von früheren, leichten Corona-Varianten die heutigen, harmloseren Verläufe von SARS-CoV-2-COVID-19-Erkrankungen erklären.

Eine Ansteckung kann eine solche mit dem Corona-Peptid OC-43 vorausgegangene Infektion nicht verhindern, aber die Antikörper, die der Körper bereits gegen das Protein gebildet hat, machen einen schweren Krankheitsverlauf in der Pandemie unwahrscheinlich.

Die Forscher vermuten hinter diesem Phänomen eine sogenannte Kreuzimmunität: Antikörper der harmlosen Virus-Variante schützen den Körper auch ein Stück weit gegen die in Teilen ähnlich aufgebaute, aber eben deutlich aggressivere Version. Ein Fehlen der Antikörper, so teilte Prof. Hartmut Schmidt vom Universitätsklinikum Münster in einer Pressemitteilung mit, sei hingegen ein Risikofaktor, den es neben Aspekten wie Alter, Gewicht oder Geschlecht zu beachten gilt. „Unsere daraus abgeleitete Empfehlung ist, dass OC43-Antikörper bei stationär aufgenommenen COVID-19-Patienten gemessen und als Teil der Risikobewertung betrachtet werden." [68]

Trotz der hohen Infektiosität sind alle Mutationen des Erregers bis auf wenige Ausnahmen im Wesentlichen nur für den Kreis der Immungeschwächten und Alten lebensgefährlich geworden.

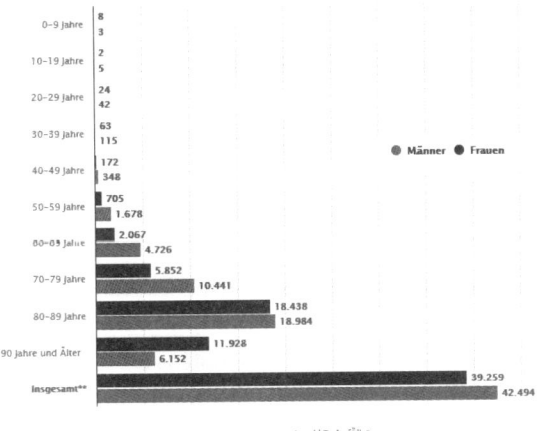

Grafik: Todesfälle nach Geschlecht
https://de.statista.com/statistik/daten/studie/1104173/umfrage/todesfaelle-auf-
grund-des-coronavirus-in-deutschland-nach-geschlecht/ abgerufen. 1.5.2021

Natürlich kenne ich aus der Praxis auch Ausnahmen von dieser Regel. Es gibt auch Jüngere, die schwer oder todbringend erkranken, und wir kennen noch nicht alle Gründe dafür. Wer beruflich mit Infektionskrankheiten zu tun hat, dem sind derlei Ausnahmen von vielen, eigentlich harmlosen Infektionskrankheiten vertraut. Eine Herzmuskelentzündung beispielsweise kann auch immer wieder mal junge Menschen treffen. Als Assistent im Krankenhaus musste ich erleben, wie ein Jugendlicher unter unseren hilflosen Händen am Pfeifferschen Drüsenfieber verstarb. In einer Pandemie häufen sich solche Verläufe. Kürzlich erfuhr ich am gleichen Tag, dass eine Schwangere wegen COVID-19 beatmet werden musste und dass eine junge Krankenpflegerin nach Impfung an einer Sinusvenenthrombose verstarb. Beides seltene Ereignisse, die zeigen, wie schwierig medizinische Abwägungen zur Impffrage sein können. Dennoch bestätigt nach einem Jahr die

Todesstatistik ganz eindeutig die genannte Risikoverteilung.

Auch die längerfristigen Nachwirkungen nach einer Corona-Infektion, die inzwischen Post-COVID-Syndrom genannt werden, treten in ausgeprägter und anhaltender Form nur sehr selten auf, während leichtere Nachwirkungen, wie wir sie beispielsweise auch von der atypischen Lungenentzündung junger Menschen kennen, durchaus einige Wochen andauern können.

Meine Einschätzung der Gefährlichkeit der Corona-Infektionen beruht nicht nur auf Statistiken und Analysen, sondern inzwischen auch auf Beobachtungen und Patientenberichten von mehr als zweihundert Betroffenen. *Wie vollkommen unterschiedlich die Menschen die Gefährlichkeit oder Harmlosigkeit des Virus bewerten, hängt von persönlichen Erfahrungen im nahen oder weiteren Bekanntenkreis ab, mehr noch aber von den Berichten in den Medien, welche selektiv grundsätzlich das Außergewöhnliche herausstellen.*

Bei einer Infektionswelle mit so vielen Betroffenen ist der Grat zwischen Dramatisierung und Verharmlosung schmal. Gerade deshalb ist ein breiter Diskurs von wissenschaftlichen Ergebnissen und Erfahrungsberichten so wichtig, weil nur in der Summe der Vielfalt ein wirklichkeitsgetreues Bild entstehen und ein verantwortungsvoller Kurs durch die Krise gesteuert werden kann.

Welche Infektionsinzidenz darf zugelassen werden?

Der angestrebte „Sieg" über das Virus erwies sich als illusionär. Fachleuten war schon früh klar, dass die Pandemie in ein endemisches Geschehen übergehen würde. Die einseitige Festlegung auf eine „dauerhafte Herdenimmunität mittels Impfungen" erwies sich als voreiliges und nicht zu haltendes Versprechen. Die in den Medien aufgetauchten Berichte über eine angeblich mangelhafte Schutzwirkung der natürlichen, durch Infektion erworbenen Immunität waren ebenfalls falsch. Dass die Impfimmunität einer natürlichen Immunität überlegen sei, entbehrte jeder wissenschaftlichen Grundlage. Üblicherweise verhält es sich anders herum und die Hinweise, dass dies auch für die COVID-Impfungen gilt, häufen sich. Denn im Falle dieser Impfung richtet sich diese nur gegen das Spike, während die Immunität nach Infektion das gesamte Virus kennt und sie deshalb durch Spike-Mutationen weniger beeinflusst werden dürfte. Auch wird mit der Impfung das wichtige Abwehrsystem der Schleimhäute umgangen. Die erste Lektion wurde uns diesbezüglich aus Israel erteilt, dem „Impf-Musterland", das schon ein halbes Jahr nach seiner Impf-Kampagne eine neue Hochinzidenzwelle ereilte.

Im Ski-Ferienort Ischgl infizierten sich Anfang 2020 Tausende mit COVID-19. Eine Studie dazu zeigte, dass die erworbene Immunität lange bestehen bleibt. In der

Antikörperstudie wurden 900 Personen aus der Gemeinde Ischgl rekrutiert, die sich im November 2020 für eine Blutabnahme zur Verfügung stellten. Davon hatten 801 Personen zwischen 18 und 89 Jahren bereits an der ersten Studie im April teilgenommen. Nach acht Monaten stand fest, dass 42 Prozent der Ischgler Antikörper gegen COVID-19 besaßen. Die neue Studie zeigte, dass die Immunität bei fast allen über diese Zeit erhalten blieb. Daher fiel auch die zweite Infektionswelle deutlich niedriger aus. [69] [70]

Die Heinsberg-Studie des Virologen Hendrik Streeck, welche den hohen Anteil von harmlosen und unbemerkt durchgemachten Infektionen belegte, wurde angezweifelt und als Verharmlosung hingestellt. Das letztlich tragbare Problem von Post-COVID-Erscheinungen und die absolute Rarität von PIMS-Syndromen bei Kindern wurden bei Abwesenheit von verlässlicher Dokumentation durch Einzelberichte verzerrt. *Sogar denjenigen, die die Krankheit bereits durchgemacht hatten, wurde zunächst die Impfung empfohlen. (In den Beipackzetteln der Impfstoffe wurde erst Monate später ein Abstand zur Impfung geraten.) Völlig unverständlicherweise erklärte man Antikörpertests für überflüssig, obwohl Genesene das Impfprogramm doch erheblich entlastet hätten.*

Bis heute wird getreu dem eingangs skizzierten Strategiepapier des Bundesinnenministeriums jeglicher Relativierung der Gefahren entgegengetreten. Der wichtige Faktor der natürlichen Immunität nach Infektion wird immer wieder angezweifelt. Als Beleg stellt man den Abfall der humoralen Antikörper heraus, während man den besonders wichtigen Langzeitschutz durch eine verlässliche T-Zell-Immunität gerne verschweigt. Dieser Blickwinkel würde schließlich die Regierungslinie gefährden, da eine höhere Infektionsinzidenz sogar den schnelleren Aufbau einer Bevölkerungsimmunität bedeuten würde.

Bei drei Millionen bekannten Infektionen zu Ostern 2021 lag die tatsächliche Zahl entsprechend der Heinsberg-Studie grob fünf Mal höher, also geschätzt zwischen zehn und 15 Millionen. Zum gleichen Zeitpunkt waren in Deutschland fünf Millionen zwei Mal geimpft und 14 Millionen ein Mal. *Diese Zahlen belegen, dass zu diesem Zeitpunkt, an dem die Inzidenzen zurückgingen, der natürlich erworbene Immunitätsschutz deutlich robuster war als der Impfschutz. Wozu sollte man unnötigerweise an bereits geschützte Menschen Impfstoff verschwenden, den andere gebrauchen könnten? Dass selbst in bürgerlichen Massenmedien unbelegte, angebliche Fakten und falsche Zusammenhänge grassieren, lässt kaum einen anderen Schluss zu, als dass versteckte Absichten im Hintergrund Regie führten.*

Die Tolerierung einer gemessenen Infektionsinzidenz von etwa 500 Infizierten pro Woche auf 100.000 Menschen hätte wegen der hohen Dunkelziffer symptomloser Verläufe etwa eine reale Immunisierung von 2.000 bis 2.500 Menschen bedeutet. Die Immunisierung von 80 Prozent der Bevölkerung wäre nach ca. 40 Wochen erledigt gewesen, die restlichen 20 Prozent hätten durch Impfungen geschützt werden können, wenn nicht schon die hohe Durchseuchung der Bevölkerung das Infektionsgeschehen zum Erliegen gebracht hätte.

Zwar hätte es auch in diesem Szenarium Tote gegeben, deren Zahl durch bessere Schutzmaßnahmen der Alten und Gefährdeten gut in Grenzen zu halten gewesen wäre. Vereinzelt tödliche und etwas mehr schwere Verläufe bei Jüngeren wären genauso wie etwas häufigere Post-COVID-Fälle zu erwarten gewesen. Durch die oben genannte Kreuzimmunität wäre dies jedoch sicherlich in engen Grenzen geblieben. Jeder, der sich vor der SARS-2-Infektion ängstigte, hätte mit der Bestimmung der Kreuzimmunität das Risiko eines schweren Verlaufs abschätzen können. Die hohen gesellschaftlichen und finanziellen Kollateralschäden wären in diesem Szenarium genauso vermieden worden, wie die Kosten, welche die jährlichen Impfungen und Nachimpfungen in den weiteren Jahren verursachen. Die durch Impfungen verursachten Todesfälle und die Gefahr möglicher Folgeschäden bei Jüngeren wären zuverlässig und auf Dauer vermieden worden.

Die zu starke Begrenzung der Infektionsinzidenz verhinderte geradezu eine schnellere Entwicklung einer schützenden Teilimmunität. Interessant ist hierzu ein Vergleich mit dem Sonderweg Schwedens, der während der gesamten Pandemie kaum Beschränkungen des öffentlichen Lebens anordnete. Anfangs wies Schweden höhere Todeszahlen auf als Deutschland, denn dort wurde der Schutz der Alten und Gefährdeten ebenso sträflich vernachlässigt. Hinzu kommt, dass die Bevölkerung Schwedens stärker überaltert ist als die Deutschlands. Auch verfügt das Schwedische Pflegesystem über weniger personelle Konstanz.

Wenn man aber die Zeit vom 16. Dezember 2020 bis zum 4. April 2021 betrachtet, in welcher Deutschland im recht strengen Lockdown verharrte, ergibt sich folgendes Bild: Deutschland hatte bei einer durchschnittlichen täglichen Infektionsinzidenz von 262 Personen 648 Tote pro einer Million Einwohner zu beklagen. Schweden verzeichnete im gleichen Zeitraum bei einer durchschnittlichen Inzidenz von 660 Infizierten pro 100.000 eine Todesrate von 160 pro einer Million Einwohner. [71] [72] Dieses Beispiel zeigt, dass allein der Blick auf die Infektionsinzidenz und die Todesrate das Infektionsgeschehen nicht realistisch erfassen kann.

In vielen anderen Ländern waren die Beschränkungen ebenfalls leichter und differenzierter. Thailand und der Bundesstaat Florida beispielsweise gingen solche Wege. Neben den Befürwortern aus der deutschen Wissenschaft, die solch eine dynamische Handhabung und auch die Berücksichtigung der Kollateralschäden anmahnten, gab es auch Stimmen von deutschen Amts-

ärzten, welche dafür plädierten. Sechs Berliner Amtsärzte übten in einem offenen Brief scharfe Kritik an der
strikten Fokussierung auf die Inzidenzwerte. Die „politische Beratung" habe sich demnach „an den Wochen-
inzidenzen verbissen". Diese „harten Obergrenzen"
seien jedoch „politische Festlegungen, ohne belastbare
Evidenz und keine absoluten epidemiologischen Maß-
zahlen". Sie würden „den tatsächlichen Lebenswirk-
lichkeiten von Kindern und Bürgern nicht gerecht". [73]

Bezüglich der Intensivbetten gab die Deutsche Krankenhausgesellschaft im April 2021 Entwarnung. Zu
keiner Zeit während der Pandemie habe eine bedrohliche Knappheit bestanden. [74] Eine deutlich höhere
Infektionsinzidenz wäre also in Deutschland leicht zu
tragen gewesen. Sie hätte Raum dafür gelassen, die Einschränkungen des öffentlichen Lebens und der Wirtschaft weitaus flexibler zu handhaben.
    Alle Bemühungen scheiterten aber an der Wagen-
burgmentalität der politischen Verantwortungsträger,
die den offenen wissenschaftsbasierten Diskurs scheu-
ten wie der Teufel das Weihwasser. Wie irrational das
Konzept „Impfung bis zur Herdenimmunität" ist, belegt das stetige Auftreten von Mutationen, was jeweils
wieder neu als Gefahr kommuniziert wird. Gerade in
Großbritannien, einem der Länder, welche am konse-
quentesten ihre Bevölkerung komplett durchimpften,
breitete sich sofort danach die neue „Delta-Variante"
des Virus aus. Wenn der deutsche Gesundheitsminister

laut einem Zeitungsinterview in der schnellen Zweitimpfung das Gegenmittel dafür sieht, darf man doch
nach der Logik fragen. „Wir müssen uns jetzt auf die
nächste Pandemie vorbereiten" lautet die Überschrift
des Artikels, in dem der Minister bekanntgab, dass 300
Millionen Impfdosen für das Jahr 2021 bestellt wurden
und Produktionskapazitäten von 500 bis 600 Millionen
Dosen für die nächsten fünf Jahre ausgeschrieben werden. Bei dem ausgerufenen Ziel einer zu schaffenden
Herdenimmunität über stets neu angepasste Impfungen handelt es sich ganz offensichtlich um eine „never
ending story". [75] Da diese Endlosschleife von einer
Perpetuierung der rechtlichen Einschränkungen des
Infektionsschutzgesetzes begleitet sein wird, heißt dies
in letzter Konsequenz, dass die Corona-Pandemie und
die angekündigten nächsten Pandemien wesentliche
Rechte des deutschen Grundgesetzes ohne die erfor-
derliche Zweidrittelmehrheit des Parlaments per „Not-
verordnung" außer Kraft setzen. Die Aussetzung der
bürgerlichen Rechte folgte jedoch in Wirklichkeit nie
einer durch die Pandemie erzwungenen Zwangslage.
Vielmehr wurde ohne Legitimation durch eine breite
wissenschaftliche Basis, sondern auf Basis willkürlich
festgesetzter Inzidenzen, ein repressiver Kurs gefahren.

Die Bereitschaft zum flächendeckenden Impfen konn-
te nur durch den Druck erzwungen werden, dass Un-
geimpften wichtige Freiheitsrechte vorenthalten werden.
Die dafür notwendigen Kontrollmaßnahmen haben
neue staatliche Überwachungs- und Durchgriffsinstru-

mente geschaffen. Der Titel des Filmklassikers *Angst
essen Seele auf* wäre heute also zu erweitern in … und
die Freiheit auch.

Offizielle Statistiken geben Antworten

Die zentralen Fragen bezüglich der Pandemie lassen
sich nach einem Jahr aus den Statistiken im Länder-
vergleich recht gut herauslesen. Natürlich sind die
Bedingungen in den Ländern sehr unterschiedlich.
Wichtige Faktoren sind beispielsweise Wohndichte,
Altersdurchschnitt, landesübliches Sozialverhalten,
Wirtschaftskraft und Technisierung, Mobilität, Niveau
der Gesundheitssysteme und Impfquoten.

In vielen europäischen Ländern sind diese Bedingungen annähernd gleich. Daher lohnt ein Blick auf die
Kennzahlen der strukturell vergleichbaren Länder. Die
Todesrate schwankt in Europa zwischen 0,04 Prozent
(Dänemark) und 0,27 Prozent (Tschechien). Das bedeutet umgekehrt, dass 97,3 Prozent bis 99,96 Prozent
nicht an der Pandemie gestorben sind. Für Deutschland liegt die Todesrate etwa bei 0,1 Prozent. Folglich
haben 99,9 Prozent die Pandemie überlebt. Infektionsraten, Todesraten und Impfquoten sind bis zum 1. Mai
2021 in der Tabelle in den Quellen aufgeführt. [76]

Daraus ergibt sich: Die Todesraten hängen weniger mit
der Infektionsrate zusammen als mit der Qualität der

Gesundheits- und Pflegesysteme. Beispiele: Die Niederlande, Österreich und die Schweiz hatten hohe Infektionsraten (8,5 bis 6,9 Prozent), jedoch relativ niedrige Todesziffern zwischen 0,1 und 0,12 Prozent. Dänemark hatte die weitaus niedrigste Todesziffer mit 0,04 Prozent bei einer mittleren Infektionsrate (4,32 Prozent). Deutschland hatte mit 0,1 Prozent eine niedrige Todesrate und dabei die niedrigste Infektionsrate (3,8 Prozent) aller europäischen Länder. Alle genannten Länder lagen im Euro Health Consumer Index (EHCI) im vorderen Bereich des Qualitätsrankings. Tschechien, die Slowakei und Großbritannien, deren Todesrate zwischen 0,19 und 0,27 Prozent lagen, belegten in diesem Ranking hintere Plätze. Am schlimmsten war Tschechien betroffen, trotz einer langen Lockdown-Phase von Anfang Oktober bis Ende Dezember und erneut von Februar bis April, bei einer Infektionsrate von 15,22 Prozent. Schweden gilt als Ausnahme, da es dort zwar Verhaltenshinweise, aber fast keine verordneten Kontaktbeschränkungen gab. Bei vergleichsweiser moderater Todesrate (0,13 Prozent) war die Infektionsrate mit 9,22 Prozent erwartungsgemäß hoch.

Der wesentlichste Faktor für die Todesraten schienen die Verhältnisse des jeweiligen Pflegesystems zu sein. In Belgien, dessen Gesundheitssystem als gut bewertet wird, machten die verstorbenen Seniorenheimbewohner 58 Prozent aus, in Deutschland starb ein Drittel in Pflegeheimen.

Die Pandemie verlief 2020 in drei Infektionswellen, die erste von der 13. Kalenderwoche an, die zweite von der 45. und die dritte von der 51. Kalenderwoche. In den beiden ersten und zu Beginn der dritten verstarben fast ausschließlich Alte. Die dritte Welle ging im März 2021 in einen erneuten, moderaten Inzidenzanstieg zulasten Jüngerer über, die Todeszahlen sanken jedoch rapide. Hierbei machen sich auch schon Wirkungen der Impfungen von älteren Mitbürgern seit Jahresbeginn bemerkbar. Im Februar und März 2021 bestand eine statistische Untersterblichkeit im Vierjahresvergleich. Eine reale pandemische Lage war also zur Zeit der Verschärfung des Infektionsschutzgesetzes schon vorbei.

Fazit: Deutschland steht gemessen an den Todeszahlen im internationalen Vergleich mit 0,1 Prozent Sterblichkeit relativ gut da. Dennoch hätte ein sehr großer Teil Verstorbener durch besseren Schutz der hohen Altersgruppen vermieden werden können. Stattdessen wurden mit vergleichsweise extrem strengen Beschränkungen des öffentlichen Lebens die Infektionszahlen niedrig gehalten. Die Lockdown-Politik hat den erheblichen Nachteil, dass im Ländervergleich nur halb so viel natürliche Immunität wie in den anderen europäischen Ländern entstanden ist, bei gleichzeitig extrem hohen Kollateralschäden. Da im Februar und März 2021 eine Untersterblichkeit zu verzeichnen war, bestand für die Fortführung der strengen Lockdown-Regelungen und die „Bundesnotbremse" überhaupt keine Notwendigkeit mehr. Die steigenden Infektionszahlen dokumentierten lediglich das Nachholen der zuvor stärker gebremsten Infektausbreitung ohne negative Auswirkungen auf die Todeszahlen.

Zum Zeitpunkt Ende April 2021 musste davon ausgegangen werden, dass die Immunitätslage in der Bevölkerung deutlich mehr von der natürlich erworbenen Immunität getragen war als von der begonnenen Impfkampagne. Die Einschätzung der Gefährdungslage als „sehr hoch" durch das RKI und die Regierung war spätestens seit Februar nicht länger gerechtfertigt. Die Warnungen vor der britischen Variante stellten sich ebenfalls als völlig übertrieben heraus. Auch die angebliche drohende Überlastung der Intensivstationen beruhte auf unvollständigen Berechnungen, welche die aufgebauten Reservekapazitäten außerhalb der DIVI verschwiegen.

Unter der Voraussetzung eines effektiven Schutzes der Altersgruppen über 70 Jahre hätten die Lockdowns weitgehend reduziert werden und die extremen wirtschaftlichen, gesundheitlichen und gesellschaftlichen Kollateralschäden zum größten Teil verhindert werden können. Der Lockdown 2021 hat überhaupt keine sinnhafte Berechtigung.

Das Mantra der Regierungslinie war von vornherein falsch. Der hauptsächliche Ausweg aus der Pandemie hätte in der Entwicklung einer natürlichen Immunität gelegen. Impfungen haben nur für die Alten und die ge-

sundheitlich Geschwächten eine wesentliche Bedeutung. Für den kaum gefährdeten Hauptteil der Bevölkerung gab es keinen Nachweis einer positiven Nutzen-Schadenrelation durch Impfungen. Da sich die Impfstoffe noch in den Prüfungsphasen III und IV befanden, war die Dauer des Schutzes ebenso unbekannt wie die Nebenwirkungen. Letztere füllen nun nach und nach eine bedenkliche Liste, die vielleicht erst nach Jahren abgeschlossen sein wird. Für junge Menschen und Kinder war nie ein Benefit zu erwarten, da sie extrem selten unter der Ansteckung mit den Corona-Viren leiden.

Aus infektiologischer Sicht gab es keinen Grund anzunehmen, dass die Infektionsimmunität nicht wie üblich nachhaltiger wirkt als die Impfimmunität. Wie bereits erwähnt, ist von der natürlichen Immunität ein Antikörperschutz zu erwarten, der im Unterschied zu den Impfungen auch gegen die Spike-Mutationen zumindest weitgehend schützt und einen Impf-Marathon völlig überflüssig macht.

Den falschen Aussagen der Regierungslinie bezüglich des Auswegs aus der Pandemie im Nachhinein eine scheinbare Berechtigung zu verleihen, indem man den Rückgang der Infektionsinzidenz dem Impfen zuschreibt, kann nur bei denjenigen verfangen, die nicht auf die Zahlen schauen. Am 16. Juni 2021 lag die bundesweite Infektionsinzidenz bei 16 pro 100.000.

Zu diesem Zeitpunkt waren 28,8 Prozent der Gesamtbevölkerung vollständig geimpft, was noch weit von dem Prinzip Herdenimmunität entfernt ist. [77] *Die seit Ende April 2021 sinkende Inzidenz kann nicht mit der sich hinschleppenden Durchimpfung erklärt werden.*

Zwielichtige Rolle der WHO

Am 28. August 2020 berichtete das Deutsche Ärzteblatt: „Die Weltbevölkerung kann nachhaltig vor dem Coronavirus SARS-CoV-2 nur durch umfangreiche Impfungen geschützt werden. Das hat die COVID-19-Beauftragte der Weltgesundheitsorganisation (WHO), Maria van Kerkhove, gestern betont." [78] Nur eher abseits der offiziellen Medien war zu lesen, dass die WHO die Definition von „Herdenimmunität" verändert hat. Früher galt:

„Herdenimmunität ist der indirekte Schutz vor einer Infektionskrankheit, der eintritt, wenn eine Population entweder durch eine Impfung oder eine durch frühere Infektionen entwickelte Immunität immun ist."
[…]
Das bedeutet, dass auch Menschen, die nicht infiziert wurden oder bei denen eine Infektion keine Immunreaktion ausgelöst hat, geschützt sind, weil Menschen in ihrer Umgebung, die immun sind, als Puffer

zwischen ihnen und einer infizierten Person fungieren können. Der Schwellenwert für die Etablierung der Herdenimmunität für COVID-19 ist noch nicht klar."

Seit Oktober 2020 liest man anstatt der obigen, die folgende, nun gültige Definition auf der Webseite der WHO:

„‚Herdenimmunität', auch bekannt als ‚Populationsimmunität', ist ein Konzept, das für Impfungen verwendet wird, bei denen eine Population vor einem bestimmten Virus geschützt werden kann, wenn ein Schwellenwert für die Impfung erreicht wird." [79]

Diese wissenschaftlich nicht gedeckte Definitionsänderung mitten im Verlauf der SARS-CoV-2-COVID-19-Pandemie gibt weltweit eine Einbahnstraße im Pandemiemanagement vor. Sie wirft ein grelles Schlaglicht auf lobbyistische Einwirkungen auf eine der wichtigsten globalen Einrichtungen. Der österreichische Sender Servus TV begleitete den Linzer Professor Dr. Martin Haditsch, einen ausgewiesenen und weltweit vernetzten Experten, Facharzt für Hygiene und Mikrobiologie, Infektiologie und Tropenmedizin, Virologie und Infektions-Epidemiologie auf eine Reise zu höchstrangigen Fachkollegen, Pathologen und leitenden Ärzten von Krankenhäusern der ursprünglichen Krisenregionen in Italien. Die hervorragende und an Professionalität nicht erschütterbare Dokumentation solle jeder

Wahrheitssuchende kennen. [80] Gesprächspartner waren unter anderen:

- Professor Dr. Michael Levitt, Nobelpreisträger von der Stanford University.
- Dr. Pierre Kory, New Yorker Intensivmediziner und Forscher.
- Professor Dr. Roland Wiesendanger, Physiker Universität Hamburg.
- Professor Dr. Klaus Stöhr, Virologe und Epidemiologe.
- Professor Dr. Klaus Püschel, Gerichtsmediziner.
- Professor Dr. Kurt Zatloukal, Leiter des Forschungsinstitutes für Pathologie und Mikrobiologie in Graz.
- Dr. Thomas Ly, der die größte Krankenhauskette Thailands im Kampf gegen die Pandemie betreut und Persönlichkeiten wie seine Heiligkeit, den Dalai Lama berät.
- Professor Marco Confalonieri, Chefarzt der Lungenstation Cattinara am Krankenhaus Triest.

Die Reportage dokumentiert weitere, sachlich nicht nachvollziehbare Einflussnahmen der WHO. So legte deren Anweisung bezüglich der Zählweise von Corona-Toten fest, dass alle, welche in den 28 Tagen vor dem Tod einen positiven PCR-Test hatten, als solche gezählt werden müssten, also auch Verkehrsunfallopfer, akute Herzinfarkte und Krebspatienten im Endstadium. Diese führte zu einer weltweiten Überschätzung der

Todeshäufigkeit. Dem Bericht zufolge wurden sogar Autopsien von COVID-Toten in diesem Zusammenhang vom RKI untersagt, was zuvor noch bei keiner viel gefährlicheren Infektion vorgekommen war. Weil Professor Püschel aus Hamburg sich dieser Anweisung widersetzte, wurden überhaupt erst die gefährlichen peripheren Thrombosen bei COVID-19-Erkrankten entdeckt, was enorme therapeutische Konsequenzen hatte.

Auch die These der Entstehung von SARS-CoV-2 auf dem Tiermarkt von Wuhan wurde in dieser Dokumentation durch Professor Wiesendanger erschüttert. Wenig bekannt war, dass es Forschungen und Experimente in den USA gab, welche Viren aggressiver und gefährlicher machen. Nachdem dieses unter Präsident Barack Obama verboten worden war, verlagerten die amerikanischen Wissenschaftler ihre Aktivitäten nach China. In Wuhan befindet sich ein solches Forschungszentrum, welches mit Corona-Viren experimentiert. Menschen, welche die WHO-Theorie der Entstehung durch Tierkontakt in Zweifel zogen, wurden lange beschuldigt, Fake-News zu verbreiten. Erst nachdem entsprechende Hinweise in den USA auftauchten, ordnete der aktuelle US-Präsident Joe Biden entsprechende Nachforschungen an.

Im Gesamtergebnis der Interviews zeichnet sich ein Bild, in dem die WHO die Dramatisierung der Pandemie förderte, wissenschaftliche Forschungen zur Diagnostik und Therapie behinderte, Lockdowns als unabdingbar erscheinen ließ und Impfungen als alleinigen Ausweg hinstellte. Eine Gemengelage, die viele Regierungen, sogar die der USA und der EU-Länder, zu einem Krisenmanagement leitete, das nicht nur immense wirtschaftliche, soziale und gesellschaftliche Folgen hatte, sondern vor allem eine völlig unausgereifte und hochriskante Impftechnologie weltweit implementierte.

Aus der erschütternden Reportage, an der viele Gesprächspartner selbst unter Inkaufnahme von Karriereeinbußen und Schmutzkampagnen gegen sie teilnahmen, scheint eine Gesamtregie durch. Offensichtlich macht sich auf gefährliche Weise bemerkbar, dass die WHO sich inzwischen überwiegend aus privaten Mitteln finanziert. Der Finanzierungsanteil der 195 Mitgliedsstaaten beträgt nur noch zwischen 20 und 25 Prozent des Gesamthaushaltes. Die Bill-und-Melinda-Gates-Stiftung und die Impfallianz Gavi finanzieren den WHO-Haushalt ebenfalls mit etwa 20 Prozent. [81] Was bedeutet dies für die wissenschaftliche und administrative Unabhängigkeit der WHO? *Ich hoffe inständig, dass es mutigen Wissenschaftlern, Journalisten und politischen Insidern gelingt, die Hintergründe der Pandemie aufzuklären und der ahnungslosen Weltöffentlichkeit die Wahrheiten vor Augen zu führen.*

Kosten der Pandemie und andere Kollateralschäden

Die Ausgaben des deutschen öffentlichen Gesamthaushalts sind im Jahr 2020 gegenüber 2019 um 12,1 Prozent auf 1.678,6 Milliarden Euro gestiegen. Gleichzeitig sanken die Einnahmen um 3,5 Prozent auf 1.489,4 Milliarden Euro. Wie das Statistische Bundesamt Destatis weiter mitteilt, errechnet sich daraus in Abgrenzung der Finanzstatistiken ein kassenmäßiges Finanzierungsdefizit von 189,2 Milliarden Euro. [82] Dieses Ergebnis zeigt deutlich die Folgen der Corona-Krise für die öffentlichen Haushalte, denn es entspricht der Hälfte des gesamten Bundeshaushalts. Es handelt sich um das erste Defizit seit 2013 und das höchste seit der deutschen Wiedervereinigung. 2019 war noch ein Finanzierungsüberschuss von 45,2 Milliarden Euro erzielt worden. Die Angaben beziehen sich auf vorläufige Ergebnisse der Kern- und Extrahaushalte von Bund, Ländern, Gemeinden und Gemeindeverbänden, der Sozialversicherung sowie der EU-Anteile im Rahmen der vierteljährlichen Kassenstatistik. [83]

Die tatsächlichen finanziellen Schäden der an Intensität und Dauer völlig überzogenen Lockdowns sind nicht wirklich zu ermessen, sondern nur grob zu umreißen. Weitere Details der übermäßigen Verschuldung und Belastungen für den Steuerzahler und letzten Endes für die zukünftigen Generationen wurden ebenfalls breit berichtet. [84] [85] Das IFO-Institut berechnet die gesamten wirtschaftlichen Schäden durch

Corona und die Lockdowns mit 730 Milliarden Euro. Eine Last, die bis in die Enkelgeneration ihre Spuren hinterlassen kann. [86]

Wie diese Summe bei zunächst sinkenden Einnahmen je rückfinanziert werden soll, wird nirgends erläutert. Aus bisherigen Krisen wissen wir, dass dies in der Regel zulasten der Daseinsvorsorge und des Sozialwesens geht und dass es die sozialen Randgruppen immer am härtesten trifft. Vor allem ist mit hoher Teuerungs- und Inflationsrate zu rechnen. Das bedeutet auch, dass bei einer weiteren Pandemie die Resilienz unseres Landes in einem viel schlechteren Zustand sein wird.

Immer wieder wurde auf die Folgeschäden für Kinder hingewiesen, die extrem zu leiden hatten. [87] [88] Das allgemeine Auftreten psychischer Erkrankungen nahm erheblich zu. [89]

Ganz hart haben die überlangen Lockdowns die Gastronomie und die Kreativwirtschaft getroffen. Überhaupt nicht zu ermessen sind die Dauerschäden, welche die Wirtschaftskraft zugunsten der internationalen Digital- und Versandbranche und zulasten des deutschen Mittelstands und der Solo-Selbstständigen verschoben haben. Dies alles wird das bunte Leben der Innenstädte und die Lebensqualität gravierend zum Nachteil verändern.

Die womöglich schlimmste und in diesem Buch ja bereits ausführlich dargelegte Folge ist die gesellschaftliche Polarisierung, deren Folgen uns die Vereinigten Staaten von Amerika ebenfalls deutlich vor Augen führen. Der Vertrauensverlust in die Politik, die staatlichen Institutionen und die Informationsmedien, der bei einer Vielzahl von Menschen aus der Mitte der Gesellschaft zurückbleibt, sollte nicht unterschätzt werden.

Während ich diese Zeilen verfasste, macht eine Kampagne von Schauspielern die Runde, welche unter den sarkastisch verwendeten Hashtags *#allesdichtmachen* und *#lockdownfürimmer* in einer Reihe satirischer Videos die Sorgen, den Zorn und das Kopfschütteln eben jener schweigenden Mitte stellvertretend zum Ausdruck gebracht haben. Auf der Webseite der Kampagne ist zu lesen:

„Nicht alle in dieser Gruppe sind Gegner eines wie auch immer gearteten Lockdowns. Einige schon. Aber darum geht es nicht. Wir behaupten auch nicht, es besser zu wissen, und auch nicht, dass alle Maßnahmen falsch sind. Es geht nicht um Viren, Zahlen oder Kurven. Es geht um die Art, wie Staat und Bürger interagieren, und um die Frage, in was für einer Gesellschaft wir leben wollen. Es geht darum, dass Kritik am Lockdown ein legitimer Standpunkt ist, der sich mit Argumenten und Fakten untermauern lässt. Es geht um den Blick auf die Schäden, die die Corona-Maßnahmen auf vielerlei Art anrichten. Es geht darum, dass Kinder und Jugendliche um einen wichtigen Teil ihres Lebens betrogen werden. Es geht darum, über den eigenen Tellerrand zu schauen. Es geht um eine Rhetorik von ‚Wir‘ und ‚Gemeinsamkeit‘, die schon deswegen falsch ist, weil offensichtlich nicht ‚wir alle‘ da ‚gemeinsam‘ drinstecken, sondern in sehr unterschiedlichem Maße: Die Schere von Arm und Reich geht immer weiter auf. Es geht am Ende auch um den bekannten Slogan: Leave no one behind.

Wir sind bei all jenen, die zwischen die Fronten geraten sind. Den Verängstigten, den Verunsicherten und Eingeschüchterten und jenen, die verstummt sind. Uns geht es darum, endlich offen, respektvoll und auf Augenhöhe miteinander zu reden." [90]

Selbst diese Persönlichkeiten wie Jan-Josef Liefers, Martin Brambach, Nadja Uhl oder Ulrich Tukur, die seit Jahrzehnten zur medialen Mitte der Gesellschaft gehören, gerieten daraufhin dermaßen unter Beschuss, dass einige ihre Teilnahme zurückzogen, ihre Videos löschten oder sich öffentlich entschuldigten. Eine Formulierung auf der eben genannten Webseite lässt durchscheinen, dass dafür auch persönliche Bedrohungen ausschlaggebend waren:

„Übrigens: Wenn Videos von dieser Seite verschwinden, dann heißt das nicht zwingend, dass die jeweiligen Leute sich distanzieren. Es kann genauso gut bedeuten, dass jemand sich einfach nicht in der Lage sieht, diesen Shitstorm auszuhalten, oder seine Familie schützen will." [91]

Teile der Presse, die jedwede kritische Nachforschung bezüglich der Interessengeflechte hinter den Corona-Maßnahmen und den weltweiten Impfkampagnen als gefährliche „Verschwörungstheorie" abtun, gehen nun eilfertig der Frage nach, inwiefern die Initiatoren der Kampagne per Kontaktschuld mit dem Milieu der Querdenker verbunden werden können. Besonders der Tagesspiegel klemmt sich, gemeinsam mit einem als „zivilgesellschaftlich" bezeichneten „Rechercheteam" namens Antischwurbler, hinter diese investigative Arbeit. [92] (Schwurbeln ist ein Lieblingsbegriff der „Skeptiker" bei der Kennzeichnung des Feindbilds der „Esoteriker".)

Jan-Josef Liefers als prominentestes Gesicht der Kampagne, aber auch Regisseur Dieter Brüggemann, ruderten nicht zurück, sondern erklärten und verteidigten die Kampagne in großen Medien selbstbewusst und offensiv. Zudem äußern sich auf dem YouTube-Kanal danke-allesdichtmachen in der Zwischenzeit zahlreiche Angehörige aller Heilberufe unterstützend bezüglich der Kampagne. Erlauben sie mir selbst eine Portion Sarkasmus, wenn ich sage: Es liegt ein kaum zu bewältigender Berg Arbeit vor Journalisten und „zivilgesellschaftlichen Rechercheteams", wenn sie immer mehr

Akteuren aus allen Bereichen der Gesellschaft einzeln nachweisen müssen, inwiefern ihre Äußerungen einen unlauteren Hintergrund haben. Eine Gesellschaft, die das respektvolle Miteinander widerstreitender Positionen solchen Mechanismen opfert, zerstört ihr soziales Immunsystem aufs Gröbste und öffnet der Radikalisierung auf allen Ebenen Tür und Tor.

Brennende Fragen

Schwache Widerstandskräfte

Warum wurde die Regierung nicht abgestraft? Warum folgte man den Verfechtern harter Einschnitte ins Gesellschaftsleben, ja hielt sie geradezu für gute Krisenmanager? Warum standen die zahllosen Geschädigten der Lockdowns, die mittelständische Wirtschaft, die Selbstständigen, die Alleinerziehenden, die geplagten Eltern nicht stärker auf? Wo waren die Zeugen der gewaltigen Kollateralschäden, die Pädagogen, die Ärzte, die Kinder- und Jugendtherapeuten und Wirtschaftsfachleute? Warum entmachteten sich Parlament und Föderalismus selbst? Warum stritten und rangen die Parteien nicht um den besten Kurs? Warum muckte die Bevölkerung nicht in viel breiterer Form auf?

„Impfen ist der einzige Hoffnungsschimmer": Diese Weichenstellung hat die Republik in eine folgenschwere Irrfahrt geleitet. Die Verleugnung des Werts der natürlichen Immunvorgänge der überwältigend großen Mehrheit hat in den Köpfen der Menschen eine durchaus ernstzunehmende Infektion zu einem übermächtigen Monster werden lassen. Weil damit die Infektionsinzidenz ebenso zum Schreckgespenst wurde, gebar die Panik sogar so irrwitzige Forderung wie die nach „No Covid".

Die Lockdown-Beschränkungen wurden im Zweiwochenrhythmus quälend in die Länge gezogen. Die höhere Ansteckungsrate der Virusmutationen wurde im Kontext der Regierungslinie als Katastrophe kommuniziert, was nur so lange kausal nachvollziehbar war, als die älteren und kranken Mitbürger nicht geschützt werden konnten. Nachdem diese jedoch prioritär geimpft worden waren, hatte sich die hauptsächliche Mission des Impfschutzes eigentlich erledigt.

Spätestens zu Ostern 2021 war dieser Zustand annähernd erreicht. Die Sterbezahlen gingen so weit zurück, dass in den Monaten Februar und März trotz der überhandnehmenden Mutationen das Statistische Bundesamt eine Untersterblichkeit gegenüber dem Vierjahresschnitt zuvor verzeichnete. Davon wusste jedoch nur, wer selbst recherchierte. Die Politik und die Leitmedien ließen das Thema Sterbezahlen unauffällig fallen und fokussierten sich in erneutem Tunnelblick auf die Infektionsinzidenz. Scheinbar bestätigt wurde das neue, auf die Mutationen gerichtete Angstszenario von Warnungen des Sprechers des Intensivregisters der Deutschen Interdisziplinären Vereinigung für Intensiv- und Notfallmedizin (DIVI), Prof. Dr. med. Christian Karagiannidis, die Kapazitäten der Intensivmedizin seien bald erschöpft. Diese Einschätzung korrigierte der Vorstandsvorsitzende der Deutschen Krankenhausgesellschaft, Dr. Gerald Gaß. Er klärt die unterschiedlichen Angaben so auf:

„Die Angaben der DKG, wonach die ehemals 28.000 Intensivbehandlungsbetten auf zwischenzeitlich rund 40.000 erweitert und die ehemals 20.000 Beatmungsplätze auf 30.000 gesteigert wurden, bezieht eine Vielzahl an Rückmeldungen ein, die über die Meldungen des DIVI-Registers hinausgehen. Das Register orientiert sich schwerpunktmäßig auf die Krankenhäuser, die bereits vor der Coronakrise über etablierte und in den Krankenhausplänen der Länder definierte Intensivstationen verfügt haben. Das Register erfasst deshalb die neu aufgebauten „Reservekapazitäten" nicht." [93]

Die neue Angstkulisse beruhte bezüglich des Gefahrenpotenzials auf der dafür untauglichen Infektionsinzidenz und einem Fehlalarm. Dabei muss man die Dauerbelastung des Personals der intensivmedizinischen Maximalversorgung absolut anerkennen. Diese ist aber vorrangig eine Folge des jahrzehntelangen personellen Sparkurses der Gesundheitspolitik und mag Professor Karagiannidis zu seinen frühzeitigen Warnungen veranlasst haben. *Statt Pflegepersonal zu Intensivkräften weiterzubilden und verstärkt in den Personalbereich im Gesundheitswesen zu investieren, nahm die Gesundheitspolitik in Kauf, dass Tausende von Pflegekräften durch Jobwechsel der enormen Belastung entflohen.*

Der politische Kurs der Regierungskoalition leitete aus dem Konstrukt von falschen Zusammenhängen und Übertreibung von Gefahren die scheinbare Notwendigkeit ab, die föderalen Kompetenzen außer Kraft zu setzen und alle Macht an sich zu reißen.

Der Föderalismus hatte zu diesem Zeitpunkt ermutigende Abweichungen von der starren Regierungslinie ermöglicht, welche wie im Saarland, in Nordrhein-Westfalen und in einigen Modellregionen wie in Tübingen vorsichtig und verantwortlich erprobt wurden. Gerade der Erfolg behutsamer Abwägungen zwischen Infektionsinzidenz und Kollateralschäden schien der Regierung der eigentliche Dorn im Auge gewesen zu sein, als sie einen Wildwuchs abweichender Länderentscheidungen geißelte. Eine Lockerung der starren Infektionsinzidenzbarriere konnte nur durch eine Änderung des Infektionsschutzgesetzes in Richtung Bundeskompetenz verhindert werden.

Als die Länder nicht mehr nach der Regierungspfeife tanzten, wurde die Ministerpräsidentenkonferenz kurzerhand abgeschafft. Damit war die Maske einer demokratischen Bewältigung der Pandemie endgültig gefallen.

Der gesamten Republik wurden völlig unplausible Regelungen und Einschränkungen aufgezwungen, die keiner echten wissenschaftlichen Expertise folgten, sondern einer vorab festgelegten einseitigen Agenda. Die kaum je zu reparierenden Kollateralschäden für die Gesellschaft und Wirtschaft wurden dabei billigend in Kauf genommen.

Dem von Beginn an falschen Mantra „Rettung durch flächendeckende Impfung der gesamten Bevölkerung" konnte nur noch durch bundesweite rigorose Lockdowns bis zur Durchimpfung eine Scheinberechtigung erwiesen werden. Die vom Grundgesetz verbrieften Rechte konnten nach der Novellierung des Infektionsschutzgesetzes nun nicht einmal mehr durch die Verwaltungsgerichte eingefordert werden, sondern nur noch durch die oberste Instanz, das Verfassungsgericht, welches der Antragsflut niemals gewachsen sein kann. *Das harte Gesetz zur Unzeit war eine Missachtung des grundgesetzlichen Sicherungssystems unserer Demokratie, denen die bürgerlichen Parteien und die Medien auf Grund einer völlig überzogenen Panikmache ihren Segen gaben. Statt Besonnenheit wurde die Angst der Regisseur der Pandemie und die Polarisierung das Stilmittel.*

Die Frage, warum eine rational und demokratisch orientierte Gesellschaft in einer Krisensituation so viele irrationale Züge bekam, hat viel mit dem zu Beginn von mir genannten Perspektivwechsel zu tun. Das frühere immanente Wissen der Bevölkerung über das Wesen von Infektionskrankheiten ist heute verblasst. Man erlebt jetzt vornehmlich den Gefahrenaspekt und ist sich nicht mehr bewusst, dass die Auseinandersetzung mit Infekten auch zur Gesundheit beiträgt. Das transzendente Wissen, durch moderne Wissenschaften hochgradig erweitert, ist äußerst komplex. Die gewaltige Vielfalt der Aspekte schafft aber auch eine Unübersichtlichkeit. Hier braucht es zur Orientierung hochprofessionelle Diskurse, die zum einen die einzelnen Fachgebiete überblicken und gleichzeitig die Einzelexpertisen wieder zu einem sinnvollen Gesamtzusammenhang bringen können. Besonders erschwerend kommt hinzu, dass kommerzielle und politische Interessen einen starken Einfluss auf Richtungen und Inhalte von Forschung und Wissenschaft nehmen. Das bleibt nicht ohne Folgen auf wissenschaftliche Aussagen.

Deshalb ist eine Art Reinigungsprozess durch unabhängige Instanzen so dringend nötig, der die Spreu der lobbyistischen Verzerrung vom Weizen echter Erkenntnis trennt. Weil sauberes Wissen über unsere existenziellen Fragen des Lebens und der Zukunft entscheidet, wäre zu fordern, dass dem Reinigungsprozess durch unabhängige Instanzen nicht weniger staatliche Vorsorge zukäme wie der Reinhaltung der Luft und des Wassers.

Die Medien als Informationslieferanten der Menschen waren nicht weniger im Bann des Angstszenarios und haben vorzugsweise aus dem einseitigen Blickwinkel der Regierungslinie kolportiert. Damit sind die Medien des Mainstreams an ihrer Mission, Wissen in seiner

ganzen Breite zur Verfügung zu stellen, weitgehend ge-
scheitert. Sie haben wesentlich zur Emotionalisierung
beigetragen und damit die Suche nach einem Weg der
Vernunft erschwert.

Viele Medien sind durch die Digitalisierung in ihrer
wirtschaftlichen Basis bedroht, weil die Werbung als
tragende Einnahmequelle nicht mehr verlässlich spru-
delt. Daher herrscht offensichtlich inzwischen ein hoher Druck auf den Redaktionen, es nicht nur dem Pub-
likumsgeschmack recht zu machen, sondern vor allem
den Investoren und Werbekunden. Dies verträgt sich
oft nicht mit kritischer Berichterstattung. Insider berichten, dass ein „Haltungsjournalismus" die unabhängige Faktenrecherche auch deshalb verdränge, weil der
Mainstream des Journalismus sich kritiklos allein der
offiziellen Informationskanäle bediente. Viele durch-
blickten die Thematik nicht, fanden das Regierungs-
handeln gerechtfertigt und unterschlugen Informationen, welche Kritikern recht geben könnten.

Das Problem der Bevölkerung als Laien lag darin, dass
sie bei Infektionskrankheiten nicht über ausreichendes
Wissen verfügen und dass ihr der Wissenschaftsdis-
kurs in seiner Breite nicht nahegebracht wurde. Sie war
also kaum in der Lage war, die Vorgänge abseits von
Emotionen rational zu verstehen und zu kontrollieren.
*Wie ein steter Tropfen hatte das Marketing der Gesund-
heitsbranche das allgemeine Vertrauen in die gesunden*

Widerstandskräfte schon lange vor Corona geschmälert. Ängste, Warnungen und Empfehlungen fesseln die Medienkonsumenten mehr als das Herausstellen der Schutzeigenschaften der menschlichen Natur. In dieser Gemengelage fanden abwägende Ansichten auch aus der wissenschaftlichen Spitzenexpertise wenig Gehör. Politiker präsentierten sich gern mit harter und scheinbar unbeugsamer Haltung als Krisenmanager. Wie das Füllhorn der ständig steigenden staatlichen Kompensationszahlungen für die Abfederung der wirtschaftlichen Folgen refinanziert werden soll, ist offenbar kein Thema.

Aber was hat die Regierung und die Parlamentarier der demokratischen Parteien zu ihrem starren Kurs bewegt, das öffentliche Leben in so folgenreicher Weise zu beschneiden, bis der Letzte geimpft ist?

Als Arzt, der die Vorgänge im Gesundheitswesen seit Jahren verfolgt hat, verwundert mich dies vielleicht weniger. Aber von der Wucht bin selbst ich erschrocken. Die Macht der Kommerzialisierung in der Medizin ist längst überall und täglich spürbar. Sie nimmt gewaltig zu und überrennt immer mehr die moralischen und strukturellen Schutzbarrieren. *Der Einfluss einer unglaublichen Finanzkraft, welche den unaufhörlichen Drang hat, sich zu vermehren, hat inzwischen unsere gesellschaftlichen Knotenpunkte in den Griff genommen. Auch die Wissenschaft dient ihr zunehmend.*

Es gibt inzwischen neun Menschen, die über mehr als 100 Milliarden Dollar verfügen. [94] Diese Privatpersonen können es sich erlauben, die Erde mit Satelliten zu umspannen und unter enormer Abgasproduktion die reiche Oberschicht zum Spaß ins Weltall zu katapultieren. Tanzt diese Hochfinanzklasse inzwischen nicht den sieben Milliarden anderen Erdbewohnern auf der Nase herum und drückt diesen Regeln auf, die vor allem ihnen selbst nützen?

Beim Pandemiemanagement spielten zwei Bereiche eine herausragende Rolle: die Biotechnologie und die Digitalisierung. Bei allen furchtbaren Verlusten der Gesellschaft sind diese beiden Bereiche die großen Krisengewinner, wie man an deren Börsensprüngen ablesen kann.

Man muss kein Verschwörungstheoretiker sein, um festzustellen, dass der Kampf der Zivilgesellschaften gegen die großen Interessenskartelle auf schwachen Füßen steht. Das zeigen uns die frustrierenden Bemühungen um den Schutz der Lebensbedingungen auf der Erde, vom Klimawandel über das Artensterben bis zur Umweltverschmutzung und dem sozialen Frieden. Wer in unserer verstandesbetonten Zeit zugunsten seiner Interessen manipulieren will, bedient sich wissenschaftlich verbrämter Argumente, meidet jedoch den ergebnisoffenen wissenschaftlichen Diskurs.

Das oben ausführlich beschriebene Wissenschaftler-team um Professor Schrappe schaute nicht nur auf die medizinischen Auswirkungen der Pandemie, sondern auch auf die gesellschaftlichen Schäden, die von den Maßnahmen zur Eindämmung verursacht werden. Nach Schrappes Meinung hat sich die Regierung um Angela Merkel in etwas verrannt, den Inzidenzwert, der nach seiner Ansicht zur Gänze ungeeignet ist, das Risiko der Pandemie korrekt einzuschätzen. Schrappes Diagnose:

„Es ist eine haltlose, hoffnungslose und sinnlose Stra-tegie, die da gefahren wird. […] Frau Merkel hat sich in einen Tunnel vergraben. In der Risikoforschung nennt man das Kuba-Syndrom, wenn sich eine Führungs-gruppe nur mit Menschen umgibt, die alle der gleichen Meinung sind. Dann gibt es nur die dauerhafte Fort-setzung von Fehlern." [95]

Wenn man weiß, wie sehr die Gesundheitspolitik im Griff des kommerziellen Lobbyismus ist, braucht man nur eins und eins zusammenzuzählen. Das Strategie-papier des Innenministeriums demonstriert die ver-engte Sicht der Berater. Ein völlig überzogenes Gefah-renpotenzial wird in den Raum gestellt, die unmündige Bevölkerung muss in dauerhafte Angst versetzt wer-den, um sie gefügig zu machen. Wenn man dann das Mantra der Regierung, „der einzige Ausweg aus der Pandemie ist die Impfung", hinzunimmt, ergibt sich, dass der Bevölkerung so lange Ängste und Lockdowns zugemutet werden, bis sie durchgeimpft ist. Die WHO scheint bei der globalen Orchestrierung des Pandemie-Managements eine entscheidende Rolle gespielt zu haben.

Die globale Transformation

Den wenigsten Politikern und Parlamentariern ist klar, um welche Dimension es den globalen Playern der Sparten Innovative Pharmazeutika, Digitaltechnik und Versandhandel geht.

Die auf der RNA und DNA beruhende biotechnologische Technik ist die Revolution in der modernen Medizin. Sie öffnet das Tor nicht nur für das Impfen, sondern für eine universell einsetzbare Behandlungsmethode der verschiedensten Krankheiten. Die Pandemie war eine einzigartige Gelegenheit, diese Technik ohne den mühsamen Weg durch die Sicherheitskontrollen und Ethikkommissionen in die Anwendung zu bringen.

Börsenexperten und Investoren reden begeistert von den Möglichkeiten, die sich der Biotech-Branche in der nahen Zukunft eröffnen, und sehen „Milliardenmärkte abseits von Corona", nachdem der Damm nun einmal gebrochen ist. Dr. Daniel Koller, Leiter des Investment-Teams von BB Biotech, einer der weltweit größten Biotechnologie-Beteiligungsgesellschaften, jubelt auf Börse Online:

„Unternehmen und staatliche Behörden haben in den vergangenen Monaten eine bislang einzigartige Intensität in der Kooperation zu einem Gesundheitsthema entwickelt. Darauf kann die Biotechbranche in Zukunft aufbauen, wenn es darum geht, Produkte auf der Grundlage von neuen Technologien zeitnah durch die klinischen Studien und Zulassungsverfahren zu bekommen." [96]

Indem diese Impfung als Retter in aussichtsloser Lage erscheint, verstummen sogar die lästigen Bedenken der Bevölkerung vor gentechnologischen Eingriffen, die bisher schon ihre Anwendung in der Pflanzenzucht behinderten. Der Pharmariese Moderna schreibt ganz offen:

„We believe mRNA has the potential to transform how medicines are discovered, developed and manufactured – at a breadth, speed and scale not common in our industry." [97]

Das große Angstszenario Pandemie entpuppt sich als Transformationsriemen, welcher endgültig den Bock zum Gärtner macht. Es hat sogar den weltweiten Protest gegen die menschengemachte Zerstörung der Welt mit Klimaschutz und Artensterben übertönt, zumindest den der Basis. *Denn wo diese Themen wieder neu auf den Plan kommen, verknüpft eine Allianz aus transnationalen Großkonzernen, Politik, Weltwirtschaftsforum und rein technizistischen Vordenkern sie mit Visionen, die wiederum ganz offen mit Bestrebungen zu mehr Machtkonzentration, mehr Digitalisierung, mehr Hochtechnologie und mehr autoritären Mechanismen zu tun haben.*

Ob in den Köpfen, Kampagnen, Unternehmungen und Büchern milliardenschwerer Vordenker wie Elon Musk oder Bill Gates [98] sowie im bereits behandelten The Great Reset von Klaus Schwab, in allen werden deren Zukunftsvorstellungen ganz offen kommuniziert. Überall, sogar bis in die heutigen Führungsstrukturen der grünen Parteien, werden die Lösungen für die drängenden Probleme der Menschheit selbst bei Unterstellung bester Absichten zunehmend nur in rein technischen, materialistischen, hochskalierten und vom Kern des Menschlichen abgekoppelten Kategorien gedacht. Jedem, der sich ein Urteil darüber bilden möchte, sei empfohlen, sich die Originaläußerungen jener Vordenker und Instanzen in Text, Ton und Bild anzuschauen. Es braucht keine Unterstellungen oder sogenannte Verschwörungstheorien, da diese Akteure ihr Weltbild offen und für jeden einsehbar kommunizieren.

Lassen wir uns nie wieder von den schönen verbalen Fassaden moderner Erlöserfantasien blenden, die heute eine grüne, inklusive und sozial gerechte Welt auf der Basis der Totaltechnisierung versprechen. Treten an die

Stelle der alten Fußstapfen in Richtung Totalisierung, die damals die Vision einer rassistischen Perfektionierung versprach, heute neue, nämlich die der perfekten Technisierung? Soll der großen Welterlösung noch einmal die Menschlichkeit zum Opfer fallen? Die Fantasien einer transhumanen Verquickung von Menschen und Maschine, welche in den Köpfen einiger Superreichen spukt, tragen nicht weniger psychopathische Züge. Denken wir daran, wie viel Macht ihnen das Geld verleiht, welches unsere Konsumfreude ihnen in die Taschen gespült hat. Vergessen wir nicht: Auch ein Hitler wusste seine Ideen und sein Weltbild in große Worte zu verpacken. Dazu eine Kostprobe:

„Alles, was wir heute auf dieser Erde bewundern, Wissenschaft und Kunst, Technik und Erfindungen, ist nur das schöpferische Produkt weniger Völker und vielleicht ursprünglich einer Rasse. Von ihnen hängt auch der Bestand dieser ganzen Kultur ab. Gehen sie zugrunde, so sinkt mit ihnen die Schönheit dieser Erde ins Grab." **[99]**

Wer profitiert am meisten?

Die Kapitalkräfte, die mit ihrer Gier nach Profit hauptsächlich hinter der Umweltzerstörung stehen und damit den Ast absägen, auf dem wir als Spezies ein lebenswertes Leben führen, schlüpfen in die Rolle der vermeintlichen Heiler. Sie spielen sich als falsche Ärzte auf, welche mit teuren Dauerimpfprogrammen vorgeblich die Menschheit schützen. [100] [101] [102] Das Schutzgeld zehrt sukzessive immer mehr am Bruttosozialprodukt der Bevölkerungen und nimmt ihnen damit ihre Widerstands- und Lebenskräfte.

Geblendet und verführt von den vielen Annehmlichkeiten des modernen Lebensstils, geben wir sukzessive dafür alles über uns preis und tolerieren die zunehmenden Eingriffe in unsere Selbstbestimmung. *Die Corona-Pandemie katalysierte zeitgerafft Prozesse, die schon lange im Zeitlupentempo voranschreiten, vor allem die Vertiefung der Kluft zwischen Arm und Reich und das Abschmelzen des Mittelstands. Letztendlich droht der Verlust der demokratischen Steuerung im Sinne des Erhalts lebenswerter gesellschaftlicher Verhältnisse.*

Wir befinden uns in den Industriegesellschaften schon lange in einer schleichenden Entwicklung, in der die normale Arbeit außerhalb der Schicht der Hochverdiener kaum die Grundkosten des Lebens erwirtschaftet. Dies ist besonders prekär durch die Mieten in den Großstädten, in denen ein zunehmender Teil der Bevölkerung lebt. Die Teuerung der Krankheitsabsicherung wurde in der Vergangenheit vor allem durch Leistungsausschlüsse gebremst. Hier ist das Ende der Fahnenstange bald erreicht, sodass die kontinuierliche Erhöhung der Krankenversicherungskosten unvermeidlich ist und irgendwann eine neue Form der Triage das System finanzierbar hält. Von eigener Arbeit wird man dann kaum noch leben können.

Der eigentliche Mehrwert, den dieser große Bevölkerungsteil erarbeitet, landet letztendlich über Umwege an der Börse. Wenn ein Pharmakonzern sich Paläste bauen, seine Unterstützer fürstlich entlohnen und zusätzlich hohe Rendite abwerfen kann, so hat dies die Mehrheit über die Krankenversicherungskosten finanziert. Das bisherige naive Vertrauen in die Politiker, die diesen Vorgängen hinter beschönigenden Worten den Weg bahnen, können wir uns nicht weiter leisten.

Die Präsidentin der Europäischen Kommission, Ursula von der Leyen, hatte im April 2021 einen Vertrag über die Lieferung von 1,8 Milliarden Impfstoff-Dosen in die EU im Zeitraum 2021–2023 abgeschlossen. [103] Eine Dosis kostet 15,50 Euro, nachdem sie von 54 Euro im Juli 2020 heruntergehandelt wurde. [104] Das Geschäft hat also einen Umfang von 27,9 Milliarden Euro. Einige biotechnologische Spitzenprodukte der letzten Jahre, welche die Krankenkassen bezahlen müssen, kosten zwischen 700.000 und 2,1 Millionen Euro pro Person. Die künftige medizinische Revolution auf Basis der RNA-Technik wird die Summen in unermesslich schwindelnde Höhen treiben. Die Kosten dafür tragen Sie mit Ihrer Krankenversicherung. Je weniger leistungsfähig die Versicherungen sind, umso mehr werden die allgemeinen Leistungen heruntergefahren. Pflegenotstand, überfüllte Krankenhäuser und Ärztemangel sind nur der seichte Beginn einer Aushöhlung der Leistungsdichte. In letzter Konsequenz wird nach einiger Zeit eine gnadenlose Priorisierung auch bei uns unausweichlich werden, gegen die Bergamo während der Corona-Krise nur ein schwacher Vorgeschmack war.

Der Aufbruch der Menschheit, der mit der Aufklärung begann und Freiheit, Gleichheit und Brüderlichkeit versprach, endet in einer ultimativen Polonaise eines sich als Helfer tarnenden Kapitalismus, die im Wahn von materieller Raffgier alles Menschliche in den Abgrund führt.

Crash-Kurs: Arzneimittel, Ausbeutung, Macht

Die Arzneimittelkosten haben sich von 2010 mit 30,2 Milliarden über 38 Milliarden 2015 bis 46,4 Milliarden 2019 gesteigert. Innerhalb dieses Kostenblocks hat es jedoch eine Verschiebung gegeben, die eine Zeitbombe für die Zukunft beinhaltet. [105]

Eine extrem gut informierte, absolut saubere und für jeden einsehbare Informationsquelle zu diesen Themen sind die seit 1985 jährlich veröffentlichten Auswertungen des Arzneimittelmarkts der Gesetzlichen Krankenversicherungen durch das WIdO, das Wissenschaftliche Institut der AOK. Aus dem Bericht 2020, der den Stand 2019 widerspiegelt [106], gebe ich aus den komplexen Zusammenhängen einige entscheidende Essentials wieder:

Die allgemeine Teuerungsrate wird für 2019 mit + 5,7 Prozent angegeben. Der für die allgemeine medikamentöse Versorgung zuständige große Bestandsmarkt ist mit - 0,8 Prozent sogar billiger geworden, alle Teuerung wird verursacht durch innovative, patentgeschützte Präparate. [107]

Bei einem durchschnittlichen Packungspreis von 67,73 € liegen die patentgeschützten Medikamente bei rund 5.000 € pro Packung, die neuen Markteinführungen belaufen sich auf rund 14.000 €. Allein die letztgenannten Innovationen sind in den letzten drei Jahren um 10.000 € pro Packung im Preis gestiegen. [108]

Abbildung 1-3: Durchschnittliche Packungspreise in Segmenten des Arzneimittelmarktes seit 2010

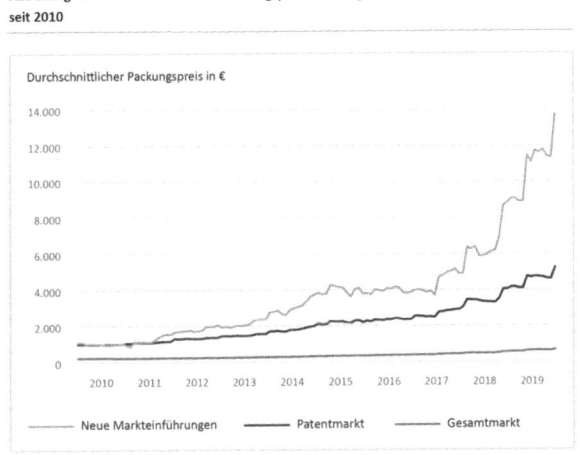

Grafik: Arzneimittelpackungspreise

Diese exorbitante Steigerung wurde im Wesentlichen durch neue gentechnologische Verfahren verursacht. [109]

Die EBIT-Marge (Gewinn im Verhältnis zum Umsatz) der 21 international agierenden Unternehmen ist mit 24,7 Prozent höher als die erfolgreiche IT-Branche [110].

Wie viel Macht hat die Biotechnologiebranche, dass unsere Gesundheitspolitiker diese systemsprengende Kostendynamik zulassen? Wie kann der Gesundheitsökonom Karl Lauterbach behaupten, wir könnten uns alle Innovationen leisten? Von wem werden wir regiert?

Nach der Zulassung des gemeinsam mit Pfizer entwickelten Corona-Impfstoffs hat die Aktie des Mainzer Biotech-Unternehmen Biontech einen Kurssprung und Ugur Sahin damit zu einem der 500 reichsten Menschen der Welt gemacht. [111] Sahin ist aber nur ein Emporkömmling in einer viel größeren Community von Biotechnologie-Giganten, die schon länger auf die Chance wartet, mit RNA- und DNA-Techniken die Medizin zu revolutionieren. Die Pandemie bot die Gelegenheit dazu. Sie löste die bisher üblichen Sicherheitsbarrieren auf und machte die Gesellschaft zahlungsbereit. Der Raum für das große Renditefeuerwerk ist nun scheunentorweit geöffnet.

Nicht nur in Deutschland, sondern weltweit wurde aufgrund des Dogmas, Impfungen seien der einzige

Ausweg aus der Pandemie, die Macht den börsennotierten Unternehmen für Biotechnologie und sekundär auch für Digitalisierung übergeben. Deutschland verfolgte diesen Kurs mit landestypischer Gründlichkeit besonders starr. *Eine pandemische Ausbreitung eines Virus, das weltweit eine durchschnittliche Sterblichkeit von 0,27 Prozent hat, die zu über 80 Prozent Menschen über achtzig Jahren und darunter insbesondere Vorerkrankte und Pflegeheiminsassen betrifft, kanalisiert die Gesundheitsausgaben in eine für alle unbezahlbare Zukunftstechnologie.*

Eine Rechnung mit dem Wirt

„Der Ausweg aus der Pandemie ist die Impfung!" bedeutet, wie die Bestellung von der Leyens zeigt: „Der Ausweg sind die alljährlichen Impfungen!"
Eine kleine Rechnung:

Impfen von 100 Prozent der Bevölkerung statt der gefährdeten 20 Prozent macht 65 Millionen zusätzliche Impfungen pro Jahr.

65.000.000 x 15 € Impfstoff = 975.000.000 €
65.000.000 x 20 € ärztlich Impfpauschale =
1.300.000.000 €
65.000.000 x 15 € Logistikkosten (Transport, Verteilung, Apotheken) = 975.000.000 €
65.000.000 x geschätzte 20 € Digitalisierungs-

kosten (elektronische Impfausweise, Software) =
1.300.000.000 €

Das ergibt eine Summe jährlicher Kosten von
4.550.000.000 €.

Für die jährliche Fortsetzung der bevölkerungswei-
ten Impfungen ist mit der Vorbestellung für die nächsten fünf Jahre gesorgt.

Im Frühsommer 2021 stürmten junge Menschen die
Praxen und wollten sich sogar mit dem für sie nicht
empfohlenen Impfstoff von AstraZeneca impfen lassen, weil sie, zermürbt vom Dauerlockdown, die als
geschicktes Lockmittel eingeräumten Freiheiten für
Geimpfte genießen und in den Urlaub fahren wollten.
Viele Junge machen sich, im Gegensatz zu den Alten,
„keinen Kopf" um mögliche Nebenwirkungen.

Allein die Kosten des überflüssigen Impfens von 80 Prozent der Bevölkerung machen insgesamt einen Sprung
von 10 Prozent Steigerung der Arzneimittel- und Folgekosten aus. Da Impfungen aber nur die „Spitze des
Eisbergs" der noch kommenden neuen RNA-Genma-
nipulationen sind und dieses Prinzip zur breiten Anwendung für zahlreiche Krankheiten ansteht, wird mit
der erfolgreichen Etablierung dieser innovativen Technologie, wie oben dargestellt, statt mit einer jährlichen
Steigerungsrate von ca. fünf Prozent der Arzneimit-

telkosten mit einer exponentiell ansteigenden Steigerungsrate gerechnet werden müssen.

Der Kostenzuwachs von zuletzt fünf Prozent, also zwei Milliarden Euro pro Jahr, würde schnell in den zweistelligen Milliardenbereich kommen und sämtliche anderen Bereiche, insbesondere die stationäre und ambulante Allgemeinversorgung an den Rand der Funktionsfähigkeit führen.

Dazu belasten uns in der Zukunft die Kosten zur Refinanzierung der bereits genannten finanziellen Lockdown-Schäden, die das Ifo-Institut auf 730 Milliarden Euro beziffert hat.

Neben der rein monetären Dimension zeigen sich immaterielle Folgekosten:

- Weiterer Personalabbau im Gesundheitswesen.
- Verschlechterung des Versorgungsniveaus.
- Zunehmende Kontrolle (elektronische Patientenkartei, Impfkontrollen bei Reisen usw.).
- Verstetigung staatlicher und bürokratischer Gängelung.
- Zunehmende Frustration in der Bevölkerung.
- Verstärkung sozialer Spaltungen.
- Abbau von Daseinsvorsorge.
- Radikalisierungstendenzen in der Gesellschaft.
- Erheblich schlechtere Bedingungen bei einer weiteren Pandemie.

Wollen wir so leben?

Oder sollten wir uns nicht besser gegen das Angst-schüren verwahren und wieder lernen, uns ein Stück mehr auf unsere Natur und unser Immunsystem zu ver-lassen? Die Entscheidung fällt jetzt!

Die Gesellschaft war nach den überlangen Lock-downs zerrissen und zermürbt und in Teilen auf dem Weg in die innere Emigration. Etliche Eltern mit Kindern erwogen sogar die Auswanderung aus Deutschland, um einer möglichen Impfpflicht für ihre Kinder zu entgehen.

Den gefährlichen falschen Weg weiter zu stricken gibt Anlass zu der Befürchtung, dass der Verlust an Liberalität und die Bedienung der Interessen der bör-sennotierten Krisengewinner sich verstetigen, dass das Gesundheitssystem immer profitorientierter wird und die Beiträge in die Höhe schießen. Die bürgernahe Gesundheitsversorgung würde sich galoppierend ver-schlechtern, weil sich die Entwicklung nur zulasten der personellen Ausstattung in der Krankenpflege, den wohnortnahen Krankenhäusern und den Arztpraxen finanzieren ließe. Die biotechnologische Revolution bedeutete den Abschied von einer menschenzuge-wandten Medizin hin zu einer technologischen Dauer-manipulation der biologischen Zellvorgänge. Die Voll-digitalisierung mit Hilfe der Künstlichen Intelligenz könnte diesen Prozess beschleunigen.

Das Problem besteht darin, dass ein großer Teil der Ge-
sellschaft noch auf die guten Vernunftstrukturen von
gestern vertraut und den revolutionären Charakter der
globalen Transformationen zu spät erkennt, der die ge-
sellschaftlichen Sicherungselemente überrennt.

Ich wünsche mir als Arzt aus Sorge um unsere Gesund-
heitsversorgung und als Staatsbürger aus Sorge um unse-
re Demokratie eine wache Reaktion von uns Bürgern.
Gottlob gab es in allen Parteien auch mutige Abweich-
ler von der starren Regierungslinie, die als regionale
Volksvertreter vor Ort versuchten, Wege der Vernunft
einzuschlagen. Im demokratischen Spektrum der Zukunft sehe ich persönlich nur diese Optionen:

- Diejenigen Vertreter, welche in der SPD dem
  Grundgedanken der sozialen Gerechtigkeit und in
  der CDU den christlich-demokratischen Grund-
  prinzipien treu geblieben sind, können unsere
  Unterstützung gebrauchen. Die Vertreter des Regie-
  rungskurses sollten dafür zur Rechenschaft gezogen
  werden, dass sie den Gemeinsinn zur Durchset-
  zung einer vorab festgelegten Agenda missbraucht,
  keinen breiten Diskurs kompetenter Experten aller
  gesellschaftlichen Bereiche zugelassen und auf diese
  Weise unendlich viel Porzellan an mittelständischer
  Wirtschaft, an Kultur, an Pädagogik und insgesamt
  an Aufrichtigkeit zerschlagen haben. Das Verhalten
  Angela Merkels ist besonders betrüblich, weil sie

uns zuvor durch einige politische Krisen mit Besonnenheit führte. Aber geradezu ihre Reputation stärkte für viele das Vertrauen auf einen falschen Kurs.

- Den Freien Demokraten gebührt Anerkennung für ihren, wenn auch etwas schwachen, Einsatz für den Erhalt von Rechtsstaatlichkeit und Liberalität. Hier wäre noch mehr Profil zu wünschen.

- Aus meiner Sicht sollte den Grünen die Frage vorgelegt werden, ob Nachhaltigkeit neben dem Klimawandel und dem Artenschutz nicht auch das Eintreten gegen einen Missbrauch des genetischen Pools für unausgereifte börsennotierte Techniken beinhaltet. Die Forderung, junge Menschen und Kinder nicht einer Massenimpfung auszusetzen, deren wirkliche Unbedenklichkeit erst nach Jahren gesichert sein kann, wäre doch unabdingbar für eine Partei, die das Kernanliegen vertritt, die Lebensbedingungen auf der Erde zu schützen. Sollte sich in der Beißhemmung an diesem bisher essenziellen grünen Anliegen etwa schon der Einfluss der Agenda des Weltwirtschaftsforums bemerkbar machen? Hier dürfen die Grünen nicht länger schweigen. Sie sollten sich auf ihren Mutterboden besinnen, bei dem es um den „Erhalt der Schöpfung" geht. Ohne diesen Geist können selbst die besten Technologiekonzepte die Welt nicht wirklich verbessern.

- Die Linke möge aus ihrem Tiefschlaf erwachen und das kapitalistische Geschäftsgebaren hinter der Pandemiedramatik erkennen und klar benennen.

Wenn die enormen Schäden an Demokratie und Wirtschaft dazu führen würden, in jeder Partei wieder die Kräfte zu stärken, welche den jeweiligen Grundgedanken am treuesten geblieben sind, könnte unser demokratisches Spektrum eine wunderbare Erneuerung erfahren und fit für die Herausforderungen der Zukunft werden.

Da jedoch mit einer so schnellen Änderung der Strukturen der etablierten Parteien nicht zu rechnen ist, könnte die im Verlauf der Pandemie als Protestforum neu gegründete Partei *DieBasis* eine wichtige Funktion bekommen. Sie wäre zunächst neben der AfD die einzige Alternative, welche der Kritik an dem Pandemie-Management Ausdruck verleiht. So wie die Grünen einst als kleine Truppe begannen, die Umweltzerstörung im Bewusstsein der Masse zu verankern, so legt *DieBasis* den Finger auf die Wunde des gesellschaftlichen Entdemokratisierungs-Prozesses, welcher mit der Pandemie einhergeht. Ob sich diese Partei als Sammelbecken für eine basisdemokratische Erneuerung eignet, wird letztendlich von den Mitstreitern und der Glaubwürdigkeit der Persönlichkeiten abhängen, welche diesen Impuls vertreten. Als Mittel eines demokratisch gesinnten Protestes eignet sie sich in jedem Fall.

Der kritische Geist

Der Umgang mit kritischen Geistern in der politischen Diskurskultur hat sich, wie es sich besonders in der Corona-Krise zeigt, in den letzten Jahrzehnten in einer für den Fortbestand der Demokratie gefährlichen Weise verändert. An Personen wie Wolfgang Wodarg und Peter Gøtzsche zeigt sich dies besonders deutlich. Wodarg war mit seiner Tätigkeit in der SPD, deren ursprüngliche Identität auf einem Korrektiv gegen die Kräfte des kapitalistischen Marktliberalismus und für soziale Gerechtigkeit beruhte, ein starker Vertreter des Parteigeistes. Unbeirrt hatte er sich hierzulande und im Europarat für den Bereich Gesundheit in diesem Sinne eingesetzt. In der politischen Realität geriet er deshalb zunehmend in Konflikt mit der offiziellen Linie seiner Partei, die sich mit Personen wie der Gesundheitsministerin Ulla Schmidt und dem „Gesundheitsexperten" Karl Lauterbach zunehmend den marktliberalen Wünschen der Pharma-Lobby öffnete. Geradezu zwangsläufig musste er deshalb seine Aktivität in die Organisation Transparency International verlagern. Dort wiederum führte seine unbeugsame kritische Haltung zur Pharma-Lobby im Zusammenhang mit Corona ebenfalls zum Rückzug aus dem Vorstand. In der deutschen Medienöffentlichkeit wurde Wodarg schließlich zum Feindbild, mit dessen Position man sich vermeintlich gar nicht mehr beschäftigen müsse, während Karl Lauterbach zum Stern am Talk-Show-Himmel aufstieg.

Dieses Schicksal ereilte ebenfalls kritische Geister in anderen Parteien und vor allem auch in der Wissenschaft. Peter Gøtzsche, der das Institut Cochrane als Kontrollinstanz einer sauberen medizinischen Wissenschaftlichkeit mit aus der Taufe gehoben hatte, wurde wegen seines unbeirrbaren Widerstands gegen lobbyistische Einflüsse aus dem Vorstand gedrängt. Gegen Boris Palmer wurde ungeachtet der realen Erfolge seines Tübinger Wegs im Umgang mit Corona von den Grünen ein Parteiausschlussverfahren eingeleitet. Ein ähnliches Schicksal ereilte Sarah Wagenknecht aufgrund ihrer Abweichungen von der Anpasser-Linie ihrer Linkspartei. Unter der Corona-Pandemie gerieten vor allem auch honorige und unbeugsame Wissenschaftler wie Bhakdi, der Nobelpreisträger Luc Montanier oder das virologische „Urgestein" und Mitherausgeber des British Medical Journal, Peter Doshi, ins Abseits des medialen Spektrums. Oder sie wurden schlicht ignoriert, wie der Vorsitzende der deutschen Arzneimittelkommission W. D. Ludwig oder die Gesundheitspolitik-Veteranen Schrappe und Gläske.

Als trauriges Resümee dieser Vorgänge verbleibt die Erkenntnis, dass die Kräfte der Ökonomisierung in unserem modernen Leben offensichtlich so sehr die Oberhand gewonnen haben, dass für einen wahrhaft kritischen Diskurs kein öffentlicher Raum mehr bleibt. *Eine Gesellschaft, die ihre unbeugsamen und kritischen Geister nicht mehr würdigt, schlafwandelt in unbeteilig-*

ter Zuschauerhaltung einer neuen Form von Despotismus entgegen. Denn wer selbst für kleine technische Annehmlichkeiten in Kauf nimmt, dass seine Daten zu seiner eigenen Manipulation gehortet werden, ist den Anforderungen einer zeitgemäßen Demokratie nicht mehr gewachsen und besiegelt sein Schicksal selbst. *Der neue Totalitarismus kommt nicht länger mit Schlachtengetümmel daher, sondern schleicht sich auf den Samtpfoten der Verführung heran. Wenn er kein charakterstarkes Gegenüber mehr findet, hat er ein leichtes Spiel.*

Der besonnene Mittelweg

Das kollektive Vogelstrauß-Verhalten der modernen Gesellschaften ist nicht mehr tragbar. Wegschauen, Kleinreden oder Schönfärben werden inzwischen zu Todsünden. *Die Ära der Aufklärung neigt sich scheinbar ihrem Ende zu, da sämtliche relevanten Themen von Kräften gekapert werden, die unter dem Deckmantel von Wissenschaft und scheinbar „alternativloser Vernunft" immer nur technokratische, autoritäre und machtkonzentrierende Lösungen vorschlagen. Am Schlusspunkt droht ein neuer Despotismus, welcher die Freiheit und den Lebensatem der Menschen schlimmer einzuschränken vermag, als es ein Religionsdogmatismus je vermochte.* Unter der angestrebten totalen Transparenz im Rahmen der Digitalisierung und bei politischer Durchgriffsmacht von Börsenhaien wird alles Menschliche der Ausbeutung freigegeben werden und kein Rückzug in persönliche Nischen mehr möglich sein.

Die Kernfrage, die uns Corona stellt, lautet: Wollen wir in der Zukunft unsere Arbeitsleistung überwiegend in die Finanzierung von gesundheitlichen Schutzprogrammen stecken und dafür unsere Lebendigkeit und Lebensfreude hergeben? Falls die Antwort darauf „Nein!" lautet, dürfen wir dem Virus sagen: „Danke, Corona! Du hast uns die Chance gegeben, die Augen zu öffnen. Unsere Politiker wurden zu Marionetten des Konsumismus, weil wir selbst zu seinen Marionetten geworden sind."

So deutlich der falsche Weg durch all die Zuspitzungen der vergangenen Monate vor uns liegt, so deutlich können wir nun durch diese Erkenntnisse im Umkehrschluss die Gegenmittel erkennen.

- Abschied von der Philosophie der unbedingten Konsumsteigerung.
- Wertschätzung der sozialen und gesellschaftsrelevanten Arbeit.
- Höchste Besteuerung der Kapitalvermehrung.
- Wiederbelebung der menschlichen Kontakte.
- Wertschätzung von Kultur und Kreativität.
- Bewusste Pflege unserer städtischen Kultur.

- Wandlung der kollektiven Werte in Richtung Sein statt Haben.
- Maximale Investition in Pädagogik und Daseinsvorsorge.
- Abwägung technologischer Vorteile gegen die Nachteile.

Kurzum: Der besonnene Mittelweg.

Greifen wir als Gemeinschaft die Nachdenklichkeit und Demut des Pandemiebeginns wieder auf. Verzeihen wir uns die Fehler, die wir alle gemacht haben, und werden wir nun eine wirklich wachsame Gemeinschaft. Beziehen wir alle Kräfte der Gesellschaft in einen Erneuerungsprozess ein, der einer aufgeklärten Gesellschaft würdig ist. Pflegen wir einen erneuerten Geist, der respektvoll einen großen Raum für faktisches wie auch philosophisches und spirituelles Denken lässt. Denn das Miteinander dieser Qualitäten macht die Besonderheit einer Sphäre des Menschlichen aus.
Die Chance haben wir ... jetzt!

Frische Antworten –
Erkenntnis und Aufbruch

Aufbrüche

Um die Corona-Pandemie in ihrer wirklichen Dimension zu verstehen, sollten wir eine Denkanleihe aus der Historie bemühen: Aufbrüche und Verfestigungen begleiten das geistige Leben der Menschen von jeher. In der jüngeren Geschichte war die Renaissance beispielsweise so ein Aufbruch aus den Verfestigungen des Mittelalters oder die Aufklärung aus der Starre des Feudalismus. Die Jugendbewegungen der Siebziger- und Achtzigerjahre waren ein Aufbruch aus den Verkrustungen ihrer Zeit. All diese Strömungen hatten ihren Ausdruck in der Kunst. Die Malerei und Architektur von Florenz sind solche Zeugen. Literatur und Theater begleiteten das philosophische Aufleben des deutschen Idealismus. Die geballte musikalische Kreativität Woodstocks markierte den Aufbruch der Jugend, die sich in Amerika gegen den Vietnamkrieg als Verirrung imperialistischer Bestrebungen wandte und in Deutschland die Studentenbewegung beflügelte, gegen die verborgenen Relikte der Nazi-Zeit und einen überkommenen Moralismus aufzubegehren. Immer war die Kunst Träger und gleichzeitig Zeuge solcher Aufbrüche.

Corona hat die Schwachstellen unserer Gegenwart auf-
gedeckt: die Vernachlässigung der gesellschaftlichen
Vorsorge, die Klüfte zwischen Arm und Reich, eine
wirtschaftliche Globalisierung ohne globales Denken
und Fühlen, fehlende Nachhaltigkeitsbemühungen
und vieles andere mehr.

Die Digitalisierung hat nicht nur ein technisches
Novum in unsere Gegenwart gebracht, sondern auch
Gedanken neu strukturiert. Mit der digitalen Signatur
von 0 und 1 wandelte sich das menschliche Denken zunehmend in Richtung auf das Faktische, das Zweck-
rationale und das technologisch Innovative. Diese Einengung des allgemeinen Fokus hat nicht nur zahlreiche
moderne Probleme beschleunigt, sondern auch voran-
gegangene Schritte in Richtung individueller Freiheit
versanden lassen, die sich nun nur noch als Konsum-
freiheit definiert. Der große Konsumismus bekommt
die für seine Manipulation erforderlichen Daten willig
hergegeben.

Das große Problem, auch für das System der Demokratie, besteht darin, dass die Wahrhaftigkeit in dem
Wust interessengeleiteter Informationen und technologischer Tricks á la Cambridge Analytica kaum noch zu
verorten ist. Und da sind wir beim Thema der Gegenwart!

Die Informationspolitik über Corona wurde in
einem Leserbrief treffend als „betreutes Denken" bezeichnet. Das Wahre herauszufinden war den meisten

auch deshalb kaum möglich, weil sie beim Thema Infektionsgeschehen auf die Wissenschaft angewiesen sind und diese sehr selektiv ins öffentliche Bewusstsein eingespeist wurde.

Hier gewinnt hoffentlich die Kunst wieder eine größere Bedeutung, wie die bereits erwähnte Aktion *#allesdichtmachen* oder das mutige Auftreten der Sängerin Nena hoffen lässt. Möge es die vielen Geschädigten der endlosen Lockdown-Politik zu eigenem Aufbegehren ermutigen.

Vielleicht werden wir insgesamt einen neuen Aufbruch erleben, den zur Wahrhaftigkeit. Und vielleicht ist die heutzutage vernachlässigte Kunst ein Geburtshelfer dafür, so wie in früheren Zeiten.

Die Wahrhaftigkeit

Corona kann uns stärken, um dieses wichtigste Gut unserer Zeit zu ringen. Wir sollten denen verzeihen, die sich in gutem Glauben in die Irre haben leiten lassen. Denn wir alle sind mit der Geschwindigkeit der globalen Wandlungen und den damit resultierenden Problemen überfordert.

„Die Kunst rettet die Wahrheit" könnte das Motto lauten, mit dem unsere Künstlerinnen und Künstler uns die Musik und die Texte für ein kraftvolles Fest des Aufbruchs schenken könnten. Das Bewusstsein für das

Wahre konnte uns in der großen Verwirrung der Intellekt allein nicht geben. Es braucht auch Mut, Kreativität und einen Geist, der sich nicht kaufen lässt. All dies lebt besonders in der Kunst. Wäre es nicht schön, wenn wir uns den Weg aus dem Nebel von Fehlinformationen mit Feiern freitanzten und mit unserer Lebensfreude die Verzagten und Verirrten anstecken.

Wir sollten uns bei denjenigen bedanken, die uns, von Anfeindungen unbeirrt, den Pfad zur Wahrheit gewiesen haben, den aufrichtigen Wissenschaftlern, den unbeirrbaren Juristen, den nonkonformen Journalisten und den mutigen Künstlern, die ihre Karriere riskiert haben. Vor allem sollten sich Eltern und die Organisationen, welche die Interessen von Kindern vertreten, an Aktionen für eine lebenswerte Zukunft beteiligen. Nur zusammen können Wissenschaft, Kunst, Philosophie, Spiritualität, Wissen und Weisheit miteinander verbunden den Weg in ein lichtvolleres Morgen weisen.

Denn dieser Weg wird ein Mittelweg sein zwischen Technologie und Menschlichkeit.

Persönliche Schlussbetrachtung

Zwei Arten des Wahns

Wenn es mir zustehen würde, Zensuren zu verteilen, so würden die Bestnoten und Dank vor allen an diejenigen gehen, die mit ihrem großen persönlichen Engagement unser gesellschaftliches Leben am Laufen gehalten haben. Zuallererst denke ich an die Pflegekräfte, Ärzte, und dann an die vielen, die trotz unabwägbarer Gefahrenlage die Versorgung mit Lebensmitteln, Wasser- und Energieversorgung, Transportwesen und die Sicherheit aufrechterhalten haben. Auch an die vielen anderen stillen Helfer, die oft unbemerkt für das Getriebe unserer Lebenswelt notwendig sind, sollen dabei einbezogen sein. Dank schulden wir auch den vielen Unbekannten in den armen Ländern, die oft unter prekären Bedingungen die notwendigen Dinge des täglichen Gebrauchs für uns herstellen in Gesundheitssystemen, die nur ein Schatten der unseren sind.

Auch viele Menschen in politischer Verantwortung, vor allem vor Ort und in den Verwaltungen haben sicher mit Hochdruck an der Bewältigung der Krise mitgewirkt und verdienen große Anerkennung. Je höher es jedoch in den politischen Verantwortungsebenen hinaufgeht, umso mehr hat in meinen Augen das Unvermögen zugenommen. Natürlich war auch für diese Personen die Pandemie eine anstrengende Herausforderung. Aber gemessen an dem Anspruch, als „obersten Diener des Staates" sich uneigennützig für dessen Wohl einsetzen zu sollen, habe ich eine schreckliche Leere empfunden. Die kleinen Betrügereien zum eigenen Vorteil, wie sie bei der Maskenbeschaffung zutage traten, waren unschön, jedoch Petitessen gemessen an einem viel größeren Versagen. *Es fehlte völlig das Ringen um den besten Weg unter Zuhilfenahme der großen wissenschaftlichen Kompetenz und der großen Mitwirkungsbereitschaft der Bevölkerung. Stattdessen wurde eine Agenda durchgezogen, deren Hintergrund zu überblicken eine Aufgabe der Zukunft bleiben wird.* Die unnötige Verunsicherung der Menschen und die gewaltigen wirtschaftlichen und gesellschaftlichen Kollateralschäden sind absolut unverzeihlich. Denn sie haben Hypotheken geschaffen, die kaum über Jahrzehnte abzutragen sind. Hier ist in meinen Augen ein Reinigungsprozess notwendig, der sich von einem großen Teil der bisherigen Elite abwenden muss. Als katastrophal erlebe ich den Zustand der Medienlandschaft des Mainstreams, die sich in willfährige Abhängigkeit der Herrschenden begab, anstatt unvoreingenommen die notwendigen Informationen zu recherchieren und bereitzustellen. Ein böses Omen über eine unheilvolle Verquickung von Information und Macht.

Maßgebliche Teile der Politik und der Medien haben die Gesellschaft gespalten und ihr damit viel Kraft geraubt, welche sie bitter nötig braucht, um die Herausforderungen unserer komplexen Welt zu meistern. *Die pauschale Diskriminierung des kritischen Geistes als Verschwörungsmythologie und die Schönfärberei der von Egoismen durchtränkten Lebenswelt haben eine große Illusionskulisse geschaffen, hinter der sich Despoten der Moderne ungehindert ausbreiten können.* Das Schlimmste mag der Missbrauch des guten Glaubens der Menschen gewesen sein. Sie waren arglos und durchschauten die Täuschungen und Übertreibungen nicht. Sie ertrugen alles in der Annahme, es seien notwendige Opfer für die Gemeinschaft, und sie ließen sich klaglos ihrer Grundrechte berauben.

All diese Vorgänge ließen mich zurückblicken:

Als Jugendlicher erfuhr ich durch einen Film über den Holocaust von der Unmenschlichkeit in den Konzentrationslagern und konnte nicht verstehen, warum meine Eltern als mitfühlende und sozial eingestellte Menschen dem Unrechtssystem Hitlers auf den Leim gegangen waren. Deshalb vertiefte ich mich mit meiner medizinhistorischen Dissertation über die sogenannte Rassenhygiene und die Rassenideologie in die Vorgänge zur Zeit der Weimarer Republik.

Meine Recherchen förderten einen Brief Albert Einsteins an seinen geschätzten Wissenschaftskollegen Otto Hahn aus dem Jahr 1949 zutage, den ich im Original auf der ersten Innenseite meines Buches *Medizin ohne Moral* vollständig abgedruckt habe. Die Sätze öffneten mir die Augen für ein Phänomen, das man in der späteren Aufarbeitung des Nationalsozialismus und bis heute kaum wahrnahm, denn es kratzte zu sehr am Selbstverständnis unserer Zeit. Einstein schrieb:

„Die Verbrechen der Deutschen sind das Abscheulichste, was die Geschichte der sogenannten zivilisierten Nationen aufzuweisen hat. Die Haltung der deutschen Intellektuellen – als Klasse betrachtet – war nicht besser als die des Pöbels. Nicht einmal Reue und ein ehrlicher Wille zeigt sich, das Wenige wieder gut zu machen, was nach dem riesenhaften Morden noch gut zu machen wäre. Unter diesen Umständen fühle ich eine unwiderstehliche Aversion dagegen, an einer Sache beteiligt zu sein, die ein Stück des deutschen öffentlichen Lebens verkörpert, einfach aus Reinlichkeitsbedürfnis." [112]

Hinter dem Grauen der Unmenschlichkeit steckte eine moderne Idee des anbrechenden 20. Jahrhunderts: die Idee einer degenerierten Natur und der Notwendigkeit ihrer Optimierung. Aus der Wissenschaft war eine Leitidee geboren worden, welche zum aufkeimenden Kapitalismus passte: Die natürliche evolutionäre Selektion, gedacht als kalter Optimierungsmechanismus, sei durch falsche Rücksichtnahmen auf Schwache außer Kraft gesetzt worden. Deren Fortpflanzung zu verhindern galt entsprechend dieser Ratio als notwendiges Regulativ. Der Pöbel führte aus, was Intellektuelle erdacht hatten, und die Gesellschaft tolerierte.

Unter dem Corona-Krisenmanagement fühle ich mich in die Weimarer Zeit zurückversetzt. Unsere Vorfahren waren keineswegs unmoralischer, als wir es heute sind. Sie wähnten sich genauso, am Puls der naturwissenschaftlichen Zeit zu sein, und merkten nicht, dass ihre Emotionen manipuliert wurden.

Heute soll erneut optimiert werden. Das neue Credo ist das alte: Die Natur sei unvollkommen und so gefährlich, dass wir uns nur biotechnologisch retten können. Damals durch Selektion, heute durch genetische Manipulation. Wie damals galten moralische Bedenken als überflüssige Gefühlsduselei gegenüber scheinbar harten Fakten. Selektive Wissenschaft war damals wie heute die Kulisse, hinter der sich unlautere Absichten verstecken ließen. Einst die arische Herrenrasse, heute die Visionen einer neuen Weltordnung selbstherrlicher Investoren. So wie damals der vermeintliche „Untergang des Abendlands" Ängste schürte, ist es heute das Zerrbild hilflosen Massensterbens in unserer Welt der Rundumversicherungen. *Und wieder opfert die Masse, blind vor Panik, ihre Freiheit und Mitmenschlichkeit. Damals auf der Welle eines Wahns von einer perfekten Rasse, heute auf der des Wahns grenzenloser technischer Perfektionierung.* Die Bomben der Alliierten zerstörten die halluzinierte arische Großmacht. Aber wer rettet die Weltgemeinschaft vor dem Wahn eines globalen kapitalistischen Roulettes?

Nicht wenige wache Geister in meiner Umgebung, insbesondere Eltern mit Kindern, spielen seit der Corona-

Krise mit dem Gedanken, ihr Heimatland zu verlassen und dahin auszuwandern, wo es noch echte Liberalität, Fürsorge und Aussicht auf eine lebenswerte Zukunft gibt. Sie kommen regelmäßig zu dem Schluss, dass sie der Dystopie kaum noch entgehen können. Es bleibt also nur die Selbstbefreiung. Vielleicht weniger durch Kampf als durch Verweigerung. Wir Konsumenten können die Spielregeln der Verführer ändern. Ein Zwang zum Konsum unausgereifter gentechnologischer Eingriffe in die Zellfunktion würde jedoch auch dieses Loch verstopfen und muss mit aller Macht verhindert werden. Er wäre eine Zwangsbehandlung, welche eine versehentliche Schädigung genauso wie vielleicht einst eine mutwillige unter dem Deckmantel des Begriffs „Impfung" salonfähig machen würde. Impfzwang, direkt oder indirekt, ist ein nicht tolerabler Angriff auf das elementare Menschenrecht der Selbstbestimmung.

Mut, nicht Abhängigkeit macht frei. Was soll uns hindern, in einem neuen Gemeinschaftsimpuls auf unsere Natur zu vertrauen, unsere wahre Lebensfreude wiederzuentdecken und uns aus der aufoktroyierten Lähmung zu befreien? Wenn wir uns dazu nicht aufraffen können, wird die Verpflichtung auf unbezahlbare Gesundheitsprodukte kaum noch Raum für lebenswertes Leben lassen. Der Schrecken des Nationalsozialismus wäre dann nur eine Ouvertüre gewesen zu dem globalen Horror, in nicht allzu ferner Zukunft nur noch für eine totale Ausbeutung geboren zu werden.

Meine Wahrheit lautet:

Die Corona-Pandemie war nie ungefährlich. Aber wir hätten die Alten und Gefährdeten sehr viel besser schützen können, anstatt ihr Sterben zum Beleg der Virusgefahr werden zu lassen. Die Impfungen waren durchaus ein Segen für Mitbürger aus dieser Gruppe. Wir anderen aber hätten mehrheitlich auf die Natur unseres Immunsystem vertrauen können, welches nur einen sehr kleinen Teil von uns schwer erkranken ließ. Kurze Lockdowns waren zur Abkühlung höchster Infektionsdynamik sicher notwendig. Das Dauerleiden und die unermesslichen Verschuldungen ganz sicher nicht. Nachvollziehbare Entscheidungen auf Basis eines öffentlichen breiten Expertendiskurses hätten alle mitgenommen und kaum Nährboden für Verweigerung übriggelassen.

Das Mantra „Ausweg nur durch Impfung" hat uns gespalten, weil es eine dreiste Lüge ist. Sie macht uns auf Dauer abhängig und raubt uns künftig noch mehr Geld, welches wir dringend für Personal im Gesundheitswesen und in der gesellschaftlichen Vorsorge brauchen. Der eingeschlagene Weg mündete im Verlust unserer medizinischen Sicherheitssysteme und im Vertrauensschwund in unsere staatlichen Institutionen.

Der Druck zum flächenhaften Impfen mit Produkten unklarer Gefährdung entzauberte das Versprechen auf Freiwilligkeit als Lüge. Liberalität von gestern galt nur noch für Konformismus, Freizügigkeit nur noch für die Gefügigen und die Grundrechte wurden zum Bonus für Wohlverhalten. So bleibt die Gesellschaft auf Dauer gespalten. Digital unterstützt, gehen die Kontrollsysteme der westlichen Staaten den Weg östlicher Social-Credit-Modelle. Strauchelnde Demokratien, wohin wir blicken.

Corona deckte auf: Weimar ist wiederholbar. Verängstigte wählen ihre Peiniger selbst. Der Kapitalismus tritt in eine neue Phase ein. Hinter dem Lächeln seiner Konsumangebote wird eine Fratze sichtbar, die ihren Preis präsentiert: die Unterwerfung! Das Ende des großen Kulturprojekts Aufklärung. Die neuen Regeln lauten Ungleichheit, Unfreiheit und Zwist.

Wer kann das Rätsel lösen, dass die Alten, die man bisher prekären Pflegebedingungen und Altersarmut überlassen hat, für die Politiker plötzlich einen so großen Stellenwert bekommen haben, dass ihretwegen Milliarden Schulden aufgenommen, Wirtschaftszweige zerstört, Ungefährdete bis ins Babyalter geimpft und Grundrechte über Bord geworfen werden? Hat die internationale Politik ein bisher unbekanntes Mitgefühl angewandelt?

Warum gab es offiziell in Deutschland 95.000 Corona-Tote, obwohl es laut Statistik im Pandemiezeitraum nur eine geringe Übersterblichkeit gab? Warum wurde eine

Notlage bei den Intensivbetten ausgerufen, die es nie gab? Warum wurde auch nach vollzogener Impfung der Gefährdeten mit Inzidenzen eines Virus Angst gemacht, der laut Sterbestatistik für Jüngere keine nennenswerte Gefahr bedeutet? Warum wurden vom Robert-Koch-Institut Sektionen bei Corona-Toten blockiert, obwohl sie doch wichtige Informationen für die Behandlung bringen? Warum wurde Kritik diskriminiert anstatt diskutiert? Warum wurden Warnungen vor der extremen Verkürzung der Impfprüfungen und der mangelhaften Datenlage der genetischen Impfstoffe, welche die renommiertesten Wissenschaftler wie der Virologe und Nobelpreisträger Luc Montagnier [113], der am Human Genome Project beteiligte US-amerikanische Genetiker William A. Haseltine [114] und der international anerkannte Zulassungsexperte und Editor des British Medical Journal Peter Doshi [115] eindrücklich aussprachen, nicht ernstgenommen?

Warum werden Bewertungen der Ständigen Impfkommission (STIKO) plötzlich von Politikern und anderen medizinischen Laien nicht mehr akzeptiert, wenn sie Kinderimpfungen und Auffrischungsimpfungen nach sorgfältiger Sichtung aller wissenschaftlichen Informationen nicht befürworten können?

Warum wird mit der Schaffung von Herdenimmunität durch Impfungen argumentiert, wenn nicht nur Virologen wie Hendrik Streeck meinen, wir müssen uns vom Begriff Herdenimmunität verabschieden? Seine Auffassung: „Impfungen bieten einen Primärschutz gegen schwere Verläufe, nicht gegen die Weitergabe des Virus." [116] Genau das finden wir aus den „Impf-Musterländern" Israel und Großbritannien gerade bestätigt, in denen die vermeintliche Impf-Herdenimmunität bereits erreicht schien.

Gehört die unbefangene Frage, ob hinter diesem Sack von Ungereimtheiten vielleicht eine verborgene Regie walte, schon in das Reich der Verschwörungstheorie? Sollen wir uns statt am Diskurs honorigster Wissenschaftler und den Aussagen von Expertengremien in der Zukunft nur noch an Regierungslammfrömmigkeit orientieren? Ist nicht das Vertrauen der Menschen in seine Führungsstrukturen missbraucht worden? Wird gerade das Wissenszeitalter ausgeläutet und durch den Glauben an den Katechismus der technologischen Gigantomanie ersetzt?

Gesunden Nachwuchs unnötigerweise erheblichen und für einige tödlichen Impfrisiken auszusetzen und jährlich wiederkehrend unausgereifte Eingriffe in ihre Zellgenetik vorzunehmen mag Börsenkurse der Biogenetik-Branche beflügeln. Dieses Vorhaben spiegelt jedoch eine unfassbare Verantwortungslosigkeit und Rücksichtslosigkeit den schwächsten Gliedern der Gemeinschaft wider. Dies hat für mich den Ausschlag gegeben, dieses Buch zu schreiben. Selbst auf die Gefahr hin, dass nach vierzig Jahren Dienst an den Menschen eventuell auch ich von einem verirrten Haltungsjournalismus durch den Dreck gezogen und dem Lager der Verschwörungserzähler zugeordnet werde.

Nachtrag

Der Clou zum Schluss

Am 23.6.2021 erhielt ich das Ergebnis einer Blutuntersuchung, die ich für mich persönlich veranlasst habe. Es ist ein sogenannter Corona IgG-Blot, der neben Antikörpern auf das aktuelle SARS-Cov-2-Virus auch solche auf die der früheren, seit Jahren bekannten sogenannten endemischen Corona-Viren untersucht. Die Untersuchung kostet etwa 60 €. Sie wies mir nach, dass ich hohe Antikörper gegen die früheren Corona-Varianten habe. [117] Diese Antikörper schützen nicht vor der Ansteckung mit der derzeitigen Variante von SARS 2, machen jedoch durch eine teilweise Immunität einen schweren Verlauf in hohem Maße unwahrscheinlich. Über 80 Prozent der Bevölkerung besitzen diese Antikörper. Sie werden im Idealfall immer wieder durch alljährliche Erregerkontakte meist ohne oder mit wenigen Symptomen aufgefrischt. Für diesen natürlichen Vorgang ist soziale Nähe förderlich. Mich persönlich hat meine stabile Kreuzimmunität vermutlich trotz beruflich bedingten, Hunderten von Kontakten mit an Corona Erkrankten vor einer eigenen Krankheit geschützt.

Kurz vor Drucklegung dieses Buchs kam noch einmal eine Bestätigung der Aussagen, die von erfahrenen Infektiologen früher und von den Großen dieses Fachs auch heute vertreten werden. In Neuseeland, dem Musterland der konsequenten großräumigen Infektionsabschottung und des Social Distancing, grassiert als Folge dessen ein schlimmeres Problem: Babys und Kinder erkranken in großer Zahl an harmlosen RS-Schnupfen-Viren mit lebensbedrohlichen Symptomen. 26 Tote wurden bisher registriert. Diese Abwehrschwäche ist eine Folge davon, dass Boostern, also die stetige natürliche Auffrischung des menschlichen Immunsystems, ausgeblieben war. Ian Barr, ein Wissenschaftler am Institut des Infektiologen-„Papstes" Peter Doherty, der als ausgewiesener Grippe-Experte gilt, warnt davor, dass die nächste Influenza-Welle aus dem gleichen Grund viel tödlicher verlaufen kann. [118] [119]

Social Distancing treibt zwar die Gewinne der Digitalindustrie und der Biotechnologie in schwindelnde Höhen, es zerstört aber nachhaltig die Immunabwehr aller Menschen mit tödlichen Folgen unabsehbaren Ausmaßes. Kein Impfen wird uns je auch nur ansatzweise vor den Schäden retten können, die wir selbst anrichten. Die weitgehende Wirkungslosigkeit der jährlichen Grippe-Impfungen hatte der unbestechliche Cochrane-Begründer Peter Gøtzsche, der die erste Fußnote dieses Buches bildet, gut belegt. Die schwache Wirkung der genetischen Impfstoffe hat sich jüngst im Impf-Musterland Israel gezeigt, das trotz Durchimpfung gerade eine neue Infektionswelle erlebt. Der Wahn der stümperhaften Manipulationen des in seiner Weisheit unübertrefflichen menschlichen Immunsystems muss beendet werden, bevor niemand mehr weiß, wie intakt es eigentlich sein kann. Muss die moderne Gesellschaft den gleichen Blödsinn, den sie mit ihrer Nahrungsmittelproduktion geschaffen hat und den wir mit Bio-Kost und Kennzeichnungspflichten mühsam auszugleichen versuchen, unbedingt noch einmal in ungleich schlimmerer Weise wiederholen? Impfen hat einen wichtigen Platz bei hochgefährlichen Erregern und bei Immungeschwächten. Darüber hinaus sind die Nachteile weit größer als der Nutzen.

Wozu haben wir uns über ein Jahr mit täglichen Todesmeldungen, Berichten über angeblich gefährliche Inzidenzen und Mutationen zu sozialer Distanz zwingen lassen und unsere Volkswirtschaften an die Wand gefahren? Ein effektiver Schutz der Gefährdeten hätte genügt. Die Schwäche der natürlichen Immunität ist jedoch eine große Lüge. Der Kontakt mit SARS-CoV-2-Erregern baut auch dafür eine robuste natürliche Immunität auf, welche durch Boostern die Infektion, wie einst die Grippe, zu einem harmlosen saisonalen Ereignis werden lässt. Dazu verbleibt bei der zweiten und wohl noch wichtigeren Verteidigungslinie der Immunabwehr, den T-Zellen, vermutlich ein jahrzehntelanges Erkennen des Erregers. Aktive T-Zellen, die gegen den Erreger SARS-Cov-1 wirksam sind, ließen sich sogar noch 17 Jahre nach Gesundung der betroffenen Menschen mühelos nachweisen. Eine dauerhafte Immunität wird also wahrscheinlich auch nach Infektion mit SARS-Cov-2 aufgebaut. [120] Der Gesamtbevölkerung stattdessen fortwährend hochriskante genetische Impfstoffe zu verabreichen, ist mit unvertretbaren Gefahren verbunden.

Es ist geradezu eine Pflicht, die Denkverbote, die investigative Selbstbeschränkung der Medien und die Selektion wissenschaftlicher Ergebnisse unter politischem Einfluss, die mit den Warnungen vor den angeblich so gefährlichen „Verschwörungstheorien" verbunden sind, sofort zu beenden und unvoreingenommen nach der Wahrheit zu suchen.

Es müssen die Fragen auf den Tisch, ob SARS-CoV-2-COVID-19 ein natürlich entstandenes Virus oder ein Laborprodukt ist. Es muss gefragt werden, welche Kräfte ein Interesse an dem bisherigen Umgang mit der Pandemie haben. Theorien in den politischen Eliten wie der „Great Reset" müssen hinterfragt und diskutiert werden. Es muss geklärt werden, warum die Mainstream-Medien ihre Wächterfunktion nicht wahrgenommen haben. Oder sollen wir blind einem „Neustart" aus den Denkfabriken der Geld-Eliten vertrauen?

Verharren wir nicht weiter passiv im großen Mustopf des Konsumrausches. Dank an alle, die aufrecht blieben im Ringen um die Wahrheit! Nur ein bevölkerungsbreites Bewusstsein, das mit wahren Informationen versorgt und moralisch-ethisch gestärkt ist, kann den Weg in die Zukunft kompetent und mit Augenmaß gestalten. Wachen wir auf, bevor es zu spät ist.

Quellen

[1] Peter C. Gøtzsche: Impfen – Für und Wider: Die Wahrheit über unsere Impfstoffe und ihre Zulassung – inklusive der neuen Corona-Impfstoffe. München: Riva 2021.

[2] BMI: „Wie wir COVID-19 unter Kontrolle bekommen." https://www.bmi.bund.de/SharedDocs/downloads/DE/veroeffentlichungen/2020/corona/szenarienpapier-covid19.html

[3] Focus-Redaktion: „Um Corona-Maßnahmen zu rechtfertigen: Übte Innenministerium Druck auf Forscher aus?" In: FOCUS Online 09.02.2021 https://www.focus.de/politik/deutschland/um-massnahmen-repressiver-natur-zu-planen-innenministerium-liess-wissenschaftler-modell-entwickeln-um-corona-massnahmen-zu-rechtfertigen_id_12953818.html

[4] https://www.bing.com/search?q=corona+statistiken+weltweit&form=EDGSPH&mkt=de-de&httpsmsn=1&msnews=1&refig=ecbf2099d

[5] Alina Zach: „Übersterblichkeit in Deutschland? Statistiken zu 2020 und 2021." In: FOCUS Online 01.06.2021 https://praxis-tipps.focus.de/uebersterblichkeit-in-deutschland-statistiken-zu-2020-und-2021_128473

[6] https://www.destatis.de/DE/Themen/Gesellschaft-Umwelt/Bevoelkerung/Sterbefaelle-Lebenserwartung/Podcast/podcast-sterbefaelle.html

[7] Christian Papadopoulos: „So entstand der Corona-Impfstoff von Biontech." In: SWR aktuell 14.12.2020 https://www.swr.de/swraktuell/rheinland-pfalz/corona-impfstoff-chronologie-100.html

[8] Liane von Billerbeck (Interview mit Wolfgang Wodarg): „Angstmache zum Nutzen der Pharmaindustrie. Grippe in Mexiko wurde zur Pandemie ‚aufgeblasen'." In: Deutschlandfunk 18.12.2009 https://www.deutschlandfunkkultur.de/angstmache-zum-nutzen-der-pharmaindustrie-grippe-in-mexiko.954.de.html?dram:article_id=144881

[9] Ulrike Ruppel (Interview mit Karl Lauterbach): „Wir werden für Gesundheit immer mehr ausgeben." In: B.Z. Online 31.01.2016 https://www.bz-berlin.de/deutschland/lauterbach-wir-werden-fuer-gesundheit-immer-mehr-ausgeben

[10] Matthias Schrappe et.al.: Thesenpapier 7. Die Pandemie durch SARS-CoV-2/CoViD-19. Sorgfältige Integration der Impfung in eine umfassende Präventionsstrategie. Impfkampagne resilient gestalten und wissenschaftlich begleiten. Aufklärung und Selbstbestimmung beachten. Köln, Berlin, Bremen, Hamburg 10.01.2021 www.matthias.schrappe.com/index_htm_files/Thesenpap7_210110_endfass.pdf

[11] Ebd.

[12] Ebd.

[13] Ebd.

[14] https://covid-strategie.de/arbeitsgruppe-pandemiebekampfung

[15] Morten Freidel (Interview mit Hendrik Streeck): „Die Entscheidungen sind politisch, nicht wissenschaftlich." In: FAZ Online 22.01.2021 https://www.faz.net/aktuell/gesellschaft/gesundheit/coronavirus/streeck-ueber-lockdown-die-entscheidungen-sind-politisch-nicht-wissenschaftlich-17159640.html

[16] Hans-Jörg Vehlewald: „Knallhart-Ansage von Ethikrat-Professor Impfen lassen – oder auf Beatmung verzichten!" In: BILD Online 19.12.2020 https://www.bild.de/bild-plus/politik/inland/politik-inland/ethik-rats-mitglied-lasst-euch-impfen-oder-verzichtet-auf-beatmung-74529170

[17] Annika Brockschmidt: „Gefährliche Nähe zu extremem Gedankengut: Was Gegner der Corona-Maßnahmen eint." In: Der Tagesspiegel Online 29.09.2020.https://plus.tagesspiegel.de/wissen/gefaehrliche-naehe-zu-extremem-gedankengut-was-gegner-der-corona-massnahmen-eint-50450.html

[18] Christian Schröder: „Geister, die sie rufen." In: Der Tagesspiegel Online 02.09.2020. https://www.tagesspiegel.de/kultur/esoterik-und-extremismus-geister-die-sie-rufen/26144918.html

[19] Tagesspiegel-Redaktion / dpa-Meldung: „Boris Palmer provoziert in Coronavirus-Krise. ‚Wir retten möglicherweise Menschen, die in einem halben Jahr sowieso tot wären'". In: Der Tagesspiegel Online 28.04.2020 https://www.tagesspiegel.de/politik/boris-palmer-provoziert-in-coronavirus-krise-wir-retten-moeglicherweise-menschen-die-in-einem-halben-jahr-sowieso-tot-waeren/25782926.html

[20] Tagblatt-Redaktion: „Live-Blog: TÜ: Inzidenz bleibt unter 50 ..RT: Re-Infektionen?" In: Schwäbisches Tagblatt Online 25.01.2021 https://www.tagblatt.de/Nachrichten/Live-Blog-Keine-Ueberstersblichkeit-durch-Corona-im-Kreis-Tuebingen-487302

[21] Stefan Tomik, Rüdiger Soldt: „Audienz bei König Peter I." In: FAZ Online 26.11.2020 https://www.faz.net/aktuell/politik/inland/querdenker-um-michael-ballweg-treffen-reichsbuerger-peter-fitzek-17070780.html

[22] http://koenigreichdeutschland.org/de

[23] Adrienne LaFrance: „The Prophecies of Q." American conspiracy theories are entering a dangerous new phase. In: The Atlantic 06/2020. https://www.theatlantic.com/newsletters/archive/2020/05/qanon-q-pro-trump-conspiracy/611722

[24] Simone Schamann: „Linke Gegner das Gefährlichste an Querdenken-Demos." In: Nordkurier Online 25.01.2021 https://www.nordkurier.de/politik-und-wirtschaft/linke-gegner-das-gefaehrlichste-an-querdenken-demos-2542193201.html

[25] Pirkka V. Kirjavainen, Anne M. Karvonen, Rachel I. Adams et.al.: Farm-like indoor microbiota in non-farm homes protects children from asthma development. Nature Medicine 25, 1089–1095 (2019). https://doi.org/10.1038/s41591-019-0469-4

[26] Einen einführenden Überblick zu diesem weitumspannenden Thema kann der Wikipedia-Eintrag zur Psychoneuroimmunologie geben. https://de.wikipedia.org/wiki/Psychoneuroimmunologie

[27] https://www.der-arzneimittelbrief.de

[28] https://www.cochrane.de

[29] Peter Stegmaier: „Cochrane Collaboration in der Governance-Krise." In: Monitor Versorgungsforschung (04/19). doi: 10.24945/MVF.04.19.1866-0533.2157

[30] Clemens G. Arvay: Corona-Impfstoffe: Rettung oder Risiko? Wirkungsweisen, Schutz und Nebenwirkungen der Hoffnungsträger. Köln: Quadriga 2021.

[31] Der Arzneimittelbrief Jahrgang 54, Nr. 11 (Quellenverzeichnis zum Beitrag „Zur Entwicklung genetischer Impfstoffe gegen SARS-CoV-2-technologische Ansätze sowie klinische Risiken als Folge verkürzter Prüfphasen.")

[32] Arvay, s.o.

[33] „Zur Entwicklung genetischer Impfstoffe gegen SARS-CoV-2-technologische Ansätze sowie klinische Risiken als Folge verkürzter Prüfphasen." In: Der Arzneimittelbrief Jahrgang 54, Nr. 11

[34] Arvay, s.o.

[35] Arvay, s.o.

[36] Liguo Zhang, Alexsia Richards, Andrew Kalil et.al.: „SARS-Cov-2 RNA reverse-transcribed and integrated into the human genome." In: Bio Rxiv 13.12.2020 https://pubmed.ncbi.nlm.nih.gov/33330870/

[37] Elena Bernard: „Menschliche Zellen: RNA zu DNA geht doch. Überraschende Fähigkeit eines menschlichen Enzyms stellt Dogma in Frage." In: Scinexx 14.06.2021 https://m.focus.de/gesundheit/news/forscher-aus-us-bundesstaat-philadelphia-menschliche-zellen-rna-zu-dna-geht-doch_id_13394333.html

[38] Nadja Podbregar: „AstraZeneca: Warum die Hirnvenenthrombosen entstehen. Forschergruppe deckt möglichen Mechanismus hinter der Impf-Nebenwirkung auf." In: Scinexx 31.03.2021 https://www.scinexx.de/news/medizin/astrazeneca-warum-die-hirnvenenthrombosen-entstehen

[39] Sally Robertson: „Research suggests Pfizer-BioNTech COVID-19 vaccine reprograms innate immune responses." In: News Medical 10.05.2021 https://www.news-medical.net/

news/20210510/Research-suggests-Pfizer-BioNTech-COVID-19-vaccine-reprograms-innate-immune-responses.aspx

[40] https://www.aerzteblatt.de/nachrichten/123186/Bisher-59-Fa-elle-von-Hirnthrombosen-nach-Astrazeneca-Impfung

[41] Paul-Ehrlich-Institut: „Sicherheitsbericht. Verdachtsfälle von Nebenwirkungen und Impfkomplikationen nach Impfung zum Schutz vor COVID-19." Paul-Ehrlich-Institut: Langen 09.04.2021 https://www.pei.de/SharedDocs/Downloads/DE/newsroom/dos-siers/sicherheitsberichte/sicherheitsbericht-27-12-bis-02-04-21.pdf

[42] Christina Hohmann-Jeddi: „Thrombosen auch erst nach zweiter Dosis möglich." In: Pharmazeutische Zeitung. 12.05.2021 https://www.pharmazeutische-zeitung.de/thrombosen-auch-erst-nach-zweiter-dosis-moeglich-125644

[43] Pamela Dörhöfer: „US-Behörden prüfen Herzmuskelentzün-dung nach Corona-Impfung mit Biontech oder Moderna." In: Frankfurter Rundschau 77. Jahrg, Nr. 138 vom 18.6.2021.

[44] Paul-Ehrlich-Institut, s.o.

[45] https://www.pei.de/DE/newsroom/dossier/coronavirus/arznei-mittelsicherheit.html

[46] https://de.statista.com/statistik/daten/studie/1104173/umfra-ge/todesfaelle-aufgrund-des-coronavirus-in-deutschland-nach-geschlecht

[47] Rachel Hosie: „The Oxford COVID-19 vaccine will soon be tested on children as young as 6." In: Business Insider Online 13.02.2021 https://www.businessinsider.com/oxford-covid-19-vaccine-tested-on-children-young-as-6-2021-2

[48] Alice Park: „Pfizer-BioNTech Have Started Testing Their COVID-19 Vaccine in Children Under 12." In: TIME Online 25.03.2021 https://time.com/5949859/pfizer-vaccine-children-under-12

[49] Redaktion finanzen.net: „Johnson & Johnson testet Impf-stoff an Jugendlichen – J&J-Aktie gewinnt." In: Finanzen.net 05.04.2021 https://www.finanzen.net/nachricht/aktien/klinische-studie-johnson-johnson-testet-impfstoff-an-jugendlichen-j-j-ak-tie-gewinnt-9981395

[50] „Zur Entwicklung genetischer Impfstoffe gegen SARS-CoV-2-technologische Ansätze sowie klinische Risiken als Folge verkürzter Prüfphasen." In: Der Arzneimittelbrief Jahrgang 54, Nr. 11

[51] http://www.ippnw-nuernberg.de/aktivitaet2_1.html

[52] „Zur Entwicklung genetischer Impfstoffe gegen SARS-CoV-2-technologische Ansätze sowie klinische Risiken als Folge verkürzter Prüfphasen." In: Der Arzneimittelbrief Jahrgang 54, Nr. 11

[53] Bundesärztekammer: 124. Deutscher Ärztetag. Beschlussprotokoll Stand 6.5.2021.

[54] „Impfung von Kindern und Jugendlichen gegen SARS-CoV-2: erster mRNA-Impfstoff für Heranwachsende ab 12 Jahren zugelassen." In: Der Arzneimittelbrief Jahrgang 55, Nr. 45

[55] Geyer, Ullrich: Eugenik und Euthanasie in der ethisch-politischen Programmatik der deutschen Ärzteschaft: Eine inhaltliche Auswertung von Standesorganen und medizinischen Wochenschriften für den Zeitraum 1930–1983. Duisburg: Dissertation 1990.

[56] Uschi Jonas: „Covid-19: Keine Belege, dass das durch eine mRNA-Impfung produzierte Spike-Protein ‚toxisch' wirkt." In: Correctiv 18.06.2021 https://correctiv.org/faktencheck/2021/06/18/covid-19-keine-belege-dass-das-durch-eine-mrna-impfung-produzierte-spike-protein-toxisch-wirkt

[57] Kristin Kielon: „Keine Organschäden durch Spike-Protein nach mRNA-Impfung." In mdr Wissen 15.06.2021 https://www.mdr.de/wissen/corona-covid-impfung-mrna-keine-schaeden-organe-spike-protein-100.html

[58] Robert W. Malone: „to: Whom it my Concern." https://report24.news/wp-content/uploads/2021/06/LOS-Dr.-B-Bridle.pdf

[59] Falk Stirkat, Lars Bräuer: „Kinder nicht impfen zu lassen, grenzt an Körperverletzung." In: Der Tagesspiegel Online 02.03.2021 https://www.tagesspiegel.de/wissen/die-opfer-der-impfskeptiker-kinder-nicht-impfen-zu-lassen-grenzt-an-koerperverletzung/26966766.html

[60] Martin Rolshoven: „Ergebnisse allein ungeeignet als Grundlage für Pandemie-Maßnahmen." In: Universität Duisburg-Essen. Ressort Presse. 18.06.2021. https://www.uni-due.de/2021-06-18-studie-aussagekraft-von-pcr-tests

[61] Alexander Kissler (Interview mit Hans-Jürgen Papier): „Der ehemalige Bundesverfassungsrichter Hans-Jürgen Papier warnt: „Auch wer die Gesundheit der Bevölkerung schützen will, darf nicht beliebig in die Grundrechte eingreifen" In: NZZ Online 20.10.2020 https://www.nzz.ch/international/hans-juergen-papier-warnt-vor-aushoehlung-der-grundrechte-ld.1582544

[62] AFP/saw: „Verfassungsschutz und Polizei erhalten mehr Rechte zur Überwachung." In: Welt online 10.06.2021 https://www.welt.de/politik/deutschland/article231724645/Staatstrojaner-Mehr-Ueberwachung-durch-Verfassungsschutz-und-Polizei-moeglich.html

[63] Klaus Schwab & Thierry Malleret: Covid-19: Der Grosse Umbruch. Genf: Forum Publishing 2020.

[64] Valentin Zill: „Annalena Baerbock und das Lächeln der „Young Global Leaders"" In: Linke Zeitung. 07.05.2021. https://linkezeitung.de/2021/05/07/annalena-baerbock-und-das-laecheln-der-young-global-leaders

[65] Lisa Waschbusch & Elisa Mundt: „Was bedeutet Industrie 4.0? Definition, Merkmale und Anwendung." In: Industry of Things 27.05.2019 https://www.industry-of-things.de/was-bedeutet-industrie-40-definition-merkmale-und-anwendung-a-828236

[66] Schwab & Malleret, s. o.

[67] Kathrin Sumpf: „Annalena Baerbock, Jens Spahn und das Weltwirtschaftsforum." In: Epoch Times 19.04.2021 https://www.epochtimes.de/politik/deutschland/annalena-baerbock-jens-spahn-und-das-weltwirtschaftsforum-a3402541.html

[68] Elisabeth Urban: „Coronavirus: Harmlosere Virus-Variante kann Menschen oft vor schwerem Covid-19-Verlauf schützen." In: Merkur Online 28.04.2021 https://www.merkur.de/welt/coronavirus-schutz-virus-variante-patienten-verlauf-covid-19-universitaet-muenster-studie-90479010.html

[69] Euronews-Redaktion: „Austrian ski resort study shows longer-lasting COVID-19 immunity." In: Euronews 18.02.2021 https://www.euronews.com/2021/02/18/austrian-ski-resort-study-shows-longer-lasting-covid-19-immunity

[70] dpa: „Corona-Infektion schützt erheblich vor erneuter Ansteckung." In: Msn news 15.02.2021 https://www.msn.com/de-de/gesundheit/medizinisch/corona-infektion-schützt-erheblich-vor-erneuter-ansteckung/ar-BB1dHyVL

[71] Coronavirus (COVID-19) – Statistiken. Tagesaktuell bei bing. https://www.bing.com/search?q=corona+statistiken+weltweit&form=EDGEAR&qs=LS&cvid=54c22942141147848be-a407f4d346b3f&cc=DE&setlang=de-DE&PC=ASJS

[72] Eigene Berechnung anhand der Auswertung der Corona-Statistiken von Deutschland und Schweden vom 16.12.2020 bis 4.4.2021.

Was hat der deutsche Weg der Lockdowns gebracht gegenüber dem restriktionsarmen Schweden?

Alle Zahlenangaben laut statistischem Bundesamt:

Stand 4.4.2021:

Tote in Deutschland	77.244	Einwohner 83 Mio.	Tote pro 1 Mio.: 930
Tote in Schweden	8.099	Einwohner 10 Mio.	Tote pro 1 Mio.: 809

Was hat der Lockdown vom 16.12.2020 bis Stand 4.4.2021 gebracht?

Infizierte Deutschland:	16.12.2020	1.379.238	4.4.2021	2.839.268	Differenz: 1.460.030	Infizierte pro 1 Mio. 17.590 **Tagesinzidenz (67 T): 262**
Tote Deutschland:	16.12.2020	23.427	4.4.2021	77.244	Differenz: 53.817	**Tote pro 1 Mio. 648**
Infizierte Schweden:	16.12.2020	357.454	4.4.2021	800.000	Differenz: 442.546	Infizierte pro 1 Mio.: 44.254 **Tagesinzidenz 867): 660**
Tote Schweden	16.12.2020	6.499	4.4.2021	8.099	Differenz: 1.600	**Tote pro 1 Mio.: 160**

Schätzung der Immunisierten:

Deutschland Stand 04.04.2021 2.839.268 nachgew. Infektionen x 5 (geschätzte Dunkelziffer) = 14,19 Mio.

17.311 /100.000 = 14,36 Mio. Impfdosen: 2= 7.18 Mio. vollständig Geimpfte 14.19+ 7.18= 21.37 Mio. = **17% Bevölkerungsimmunität**

Schweden Stand 04.04.2021 800.000 nachgew. Infektionen x 5 (geschätzte Dunkelziffer) = 4 Mio.

16.700/100.000 = 1,67 Mio. Impfdosen: 2= 835.000 vollständig Geimpfte 4 Mio.+835.000= 4,83 Mio. = **48% Bevölkerungsimmunität**

Grafik: Statistik im Ländervergleich

[73] Jean Mikhail: „Berliner Amtsärzte kritisieren Inzidenzwerte – Gesundheitsämter längst leistungsfähiger." In: Welt Online 02.03.2021 https://www.welt.de/politik/deutschland/article227459413/Amtsaerzte-kritisieren-Inzidenzwerte-Gesundheitsaemter-leistungsfaehiger.html

[74] https://www.dkgev.de/dkg/coronavirus-fakten-und-infos

[75] K. Dunz und E. Quadbeck: „Interview mit Jens Spahn: ‚Wir müssen uns jetzt auf die nächste Pandemie vorbereiten.'" Frankfurter Rundschau 77. Jahrg. Nr. 139, 19./20. Juni 2021

[76]

	Inzidenz 01.05.2021	Einwohner in Mio	Tote	Infizierte	x 5	Todesrate	Impfquote	Infektquote real	Infektquote vermutet
Belgien	190	11.500.000	24.104	979.034	4.895.170	0,21	6,90%	8,51%	42,57%
Dänemark	70	5.800.000	2.480	250.554	1.252.770	0,04	11,20%	4,32%	21,60%
Frankreich	258	67.100.000	104.071	5.592.390	27.961.950	0,16	8,90%	8,33%	41,67%
Italien	143	60.200.000	119.238	3.994.894	19.974.470	0,20	9,80%	6,64%	33,18%
Niederlande	306	17.400.000	17.093	1.486.594	7.432.970	0,10 Erstim.22,5%		8,54%	42,72%
Österreich	168	8.900.000	10.055	614.510	3.072.550	0,11	9,20%	6,90%	34,52%
Schweiz	159	8.650.000	10.625	658.143	3.290.715	0,12	10,70%	7,61%	38,04%
Slowakei	65	5.500.000	11.495	381.744	1.908.720	0,21	9,00%	6,94%	34,70%
Spanien	118	47.300.000	78.080	3.504.799	17.523.995	0,17	9,40%	7,41%	37,05%
Tschechien	150	10.700.000	29.141	1.628.536	8.142.680	0,27	9,30%	15,22%	76,10%
Schweden	349	10.500.000	13.973	967.678	4.838.390	0,13	7,30%	9,22%	46,08%
Deutschland	148	83.200.000	83.221	3.160.668	15.803.340	0,10	7,70%	3,80%	18,99%
Großbritannien	23	67.000.000	127.502	4.416.623	22.083.115	0,19	20,70%	6,59%	32,96%
Polen	132	38.600.000	67.502	2.785.353	13.926.765	0,17	7,60%	7,22%	36,08%

[77] https://impfdashboard.de

[78] https://www.aerzteblatt.de/nachrichten/116050/WHO-Herdenimmunitaet-bei-Coronavirus-nur-durch-Impfung-sicher

[79] https://tkp.at/2020/12/25/who-aendert-definition-von-herdenimmunitaet-auf-pharma-freundliche-version

[80] https://www.servustv.com/videos/aa-27juub3a91w11/

[81] Kira Welling: „Bill Gates und die WHO: Wer die Weltgesundheitsorganisation alles finanziert." In: FOCUS Online 06.05.2021 https://praxistipps.focus.de/bill-gates-und-die-who-wer-die-weltgesundheitsorganisation-alles-finanziert_121242

[82] Georg Ismar: „Merkels Blick in ein schwarzes Loch." In: Der Tagesspiegel Online. 29.01.2021 https://www.tagesspiegel.de/politik/60-milliarden-neue-schulden-2022-merkels-blick-in-ein-schwarzes-loch/26860602.html

[83] https://www.destatis.de/DE/Presse/Pressemitteilungen/2021/04/PD21_169_711.html

[84] Martin Greive, Jan Hildebrand: „Bundesländer schließen 2020 mit 42 Milliarden Euro Defizit ab." In: Handelsblatt Online 28.01.2021 https://www.handelsblatt.com/politik/deutschland/coronakrise-bundeslaender-schliessen-2020-mit-42-milliarden-euro-defizit-ab-/26862492.html

[85] Dietmar Neuerer, Thomas Sigmund, Gregor Waschinski: „Kostet Steuerzahler Milliarden": Wie die Wirtschaft auf den Impfstopp reagiert." In: Handelsblatt Online 16.03.2021 https://www.handelsblatt.com/politik/deutschland/coronakrise-kostet-steuerzahler-milliarden-wie-die-wirtschaft-auf-den-impfstopp-re-agiert/27011192.html

[86] Focus-Redaktion: „Wirtschaftsforscher: Corona-Krise kostet Deutschland bis zu 730 Milliarden Euro." In: FOCUS Online 23.03.2021 https://www.focus.de/finanzen/boerse/konjunktur/berechnung-des-ifo-instituts-wirtschaftsforscher-corona-krise-kostet-deutschland-bis-zu-730-milliarden-euro_id_11801523.html

[87] Sven Lemkemeyer (Interview mit Jörg Dötsch): „Kitas und Schulen in Brennpunkten müssen sofort geöffnet werden." In: Der Tagesspiegel Online 29.01.2021 https://www.tages-spiegel.de/wissen/warnung-vor-folgen-des-lockdowns-kitas-und-schulen-in-brennpunkten-muessen-sofort-geoeffnet-wer-den/26856206.html

[88] Moritz Gathmann, Ralf Hanselle, Antje Hildebrandt, Alexander Marguier: „Generation Lockdown." In: Cicero 04/2021.

[89] dpa: „Dauer psychischer Erkrankungen von Arbeitnehmern nimmt zu." In: Msn news 15.02.2021 https://www.msn.com/de-de/gesundheit/medizinisch/dauer-psychischer-erkrankungen-von-arbeitnehmern-nimmt-zu/ar-BB1dGTw3

[90] https://allesdichtmachen.de

[91] Ebd.

[92] Aurelie von Blazekovic: „Seltsame Beziehungen." In: Süddeut-sche Online 02.05.2021 https://www.sueddeutsche.de/medien/video-aktion-corona-pandemie-allesdichtmachen-dietrich-brueg-gemann-felix-bruch-paul-brandenburg-1.5281901

[93] https://www.dkgev.de/dkg/coronavirus-fakten-und-infos

[94] Grace Dean: „Es gibt jetzt 9 Centimilliardäre auf der Welt: Oracle-Gründer Larry Ellison hat ein Vermögen von mehr als 100 Milliarden Dollar." In: Business Insider 12.07.2021 https://www.businessinsider.de/wirtschaft/es-gibt-jetzt-9-centimilliardaereauf-der-welt-oracle-gruender-larry-ellison-hat-ein-vermoegen-von-mehr-als-100-milliarden-dollar-a/

[95] Focus-Redaktion (Interview mit Matthias Schrappe): „Mediziner: ‚Kanzlerin leidet unter Kuba-Syndrom – sie lässt nur noch eine Meinung zu.'" In: FOCUS Online 06.03.2021 https://www.focus.de/gesundheit/news/mediziner-kritisiert-merkel-leidet-unter-kuba-syndrom_id_12971235.html

[96] Dr. Daniel Koller: „Der Corona-Impfstoff ist nur die Spitze des Eisbergs." In: Börse Online 12.10.2020 https://www.boerse-on-line.de/nachrichten/etf/der-corona-impfstoff-ist-nur-die-spitze-des-eisbergs-1029656219

[97] https://www.modernatx.com/modernas-mrna-technology

[98] Bill Gates: Wie wir die Klimakatastrophe verhindern. München: Piper 2020.

[99] Adolf Hitler: Mein Kampf. 5. Aufl. München1939

[100] Redaktion Business Insider: „Corona-Impfstoffe könnten bald unwirksam werden: Pfizer-Chef will Impfstoff-Entwicklung innerhalb von 100 Tagen." In: Business Insider 04.02.2021 https://www.businessinsider.de/wissenschaft/corona-impfstoffe-koennten-bald-unwirksam-werden-pfizer-chef-will-impfstoff-ent-wicklung-innerhalb-von-100-tagen-d/

[101] Christof Welzel: „3 positive Impfstoff-News für die Biontech-Aktie und Curevac-Aktie." In: The Motley Fool 07.02.2021 https://www.fool.de/2021/02/07/3-positive-impfstoff-news-fuer-die-bi-ontech-aktie-und-curevac-aktie/

[102] dpa: „Curevac: Neuer Schritt bei Entwicklung des Impfstoff-druckers." In: Msn news 02.03.2021 https://www.msn.com/de-de/finanzen/top-stories/curevac-neuer-schritt-bei-entwicklung-des-impfstoffdruckers/ar-BB1e8BqN

[103] FXStreet Tean / Redaktion: „EU von der Leyen: Pfizer/BioN-Tech Vertrag über 1,8 Milliarden Impfstoff-Dosen." In: FXStreet 23.04.2021 https://www.fxstreet.de/news/eu-von-der-leyen-pfizer-biontech-vertrag-uber-1-8-milliarden-impfstoff-do-sen-202104231245

[104] Markus Grill, Georg Mascolo: „BioNTech/Pfizer wollten 54 Euro pro Dosis." In: Tagesschau.de 18.02.2021 https://www.tagesschau.de/investigativ/ndr-wdr/corona-impfstoff-biontech-105.html

[105] https://de.statista.com/statistik/daten/studie/152841/umfrage/arzneimittelausgaben-der-gesetzlichen-krankenversicherung-seit-1999/

[106] https://www.wido.de/.../wido_arz_gkv-arzneimittelmarkt_2020.pdf

[107] Ebd

[108] Ebd.

[109] Ebd.

[110] Ebd.

[111] Holger Zschäpitz: „Der Kampf gegen Corona hat Ugur Sahin zum Multimilliardär gemacht." In: Welt online 07.12.2020

[112] Albert Einstein: Brief an Otto Hahn vom 28.01.1949. Kopie des Originals im Archiv des Max-Planck-Instituts Berlin.

[113] https://www.corodok.de/was-nobelpreistraeger-luc

[114] „Zur Entwicklung genetischer Impfstoffe gegen SARS-CoV-2-technologische Ansätze sowie klinische Risiken als Folge verkürzter Prüfphasen." In: Der Arzneimittelbrief Jahrgang 54, Nr. 11

[115] Peter Doshi: „Pfizer and Moderna's '95% Effective' Vaccines — We Need More Details and the Raw Data." In: The Defender 01.05.2021 https://childrenshealthdefense.org/defender/peter-doshi-pfizer-moderna-vaccines-need-more-details-raw-data

[116] Sebastian Reichert: „Corona-Experte Hendrik Streeck erwartet keine Herdenimmunität – ‚Bin sehr skeptisch'". In: Fuldaer Zeitung 19.06.2021 https://www.fuldaerzeitung.de/panorama/corona-hendrik-streeck-virologe-herdenimmunitaet-vierte-welle-deutschland-impfung-90805724.html

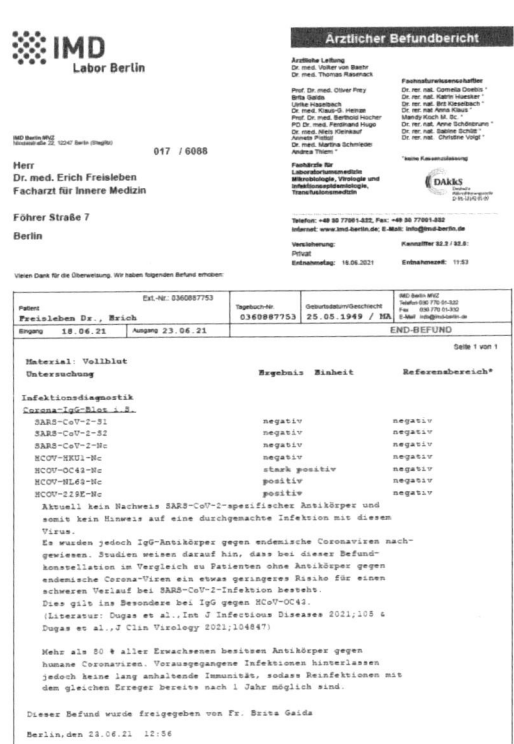

Grafik: Laborbefund Freisleben

[118] Barbara Barkhausen: „Corona-Quarantäne: Immunsystem von Kindern geschwächt – Erkältungen als Gefahr." In: Frankfurter Rundschau 77.Jg. #157 10.07.2021 https://www.fr.de/politik/das-immunsystem-ist-bei-kindern-geschwaecht-90852483.html

[119] Yvonne Salmen: „Corona-Studie stellt fest: 81 % besitzen Kreuzimmunität durch Schnupfenviren." In: Trends der Zukunft 01.08.2020 https://www.trendsderzukunft.de/corona-studie-stellt-fest-81-besitzen-kreuzimmunitaet-durch-schnupfenviren/

[120] Lars Fischer: „Warum wir nicht wissen, wer immun ist." In: Spektrum.de 31.07.2020 https://www.spektrum.de/news/war-um-wir-nicht-wissen-wer-immun-ist/1755672

freya BUCHTIPP

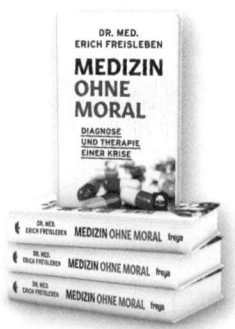

Dr. med. Erich Freisleben
Medizin ohne Moral
Diagnose und Therapie einer Krise

PFLEGENOTSTAND, HAUSÄRZTEMANGEL, SPÄTE TERMINE, ÜBERFÜLLTE AMBULANZEN, LIEFERENGPÄSSE DER APOTHEKEN, HEKTIK IN PRAXEN UND KRANKENHÄUSERN:

Solche Mängel sind tägliche Realität. Es sind Etappen eines fatalen Ökonomisierungsprozesses und Auswege daraus sind nötig. Es muss wieder eine menschenzugewandte, kreative Medizin geben, in der nicht nur das Symptom, sondern der erkrankte Mensch im Mittelpunkt steht.

Im Bogen von der Vergangenheit über die Gegenwart in die Zukunft wird deutlich, wie sehr Medizin immer auch ein Teil der gesellschaftlichen Veränderungen ist.

ISBN 978-3-99025-422-6